中国心房颤动防治蓝皮书

（2021）

主　审　黄从新　葛均波　霍　勇　张　澍　黄德嘉　华　伟

主　编　黄　鹤　唐艳红　石少波

副主编　陈明龙　刘　育　汤宝鹏　王景峰　赵庆彦

编　委　陈　林　陈柯萍　陈明龙　崔　博　戴明彦　戴中力
　　　　范　洁　桂　春　韩学斌　黄　鹤　姜　建　孔　彬
　　　　李　伟　李述峰　李毅刚　刘　凡　刘　韬　刘　育
　　　　石　蓓　石少波　帅　维　汤宝鹏　唐艳红　王景峰
　　　　王祖禄　吴　钢　吴　明　吴　强　吴延庆　徐　健
　　　　徐　伟　许　静　燕　虹　殷跃辉　俞　斌　俞学城
　　　　袁义强　张　钲　张淑娟　赵庆彦　赵兴胜　郑良荣
　　　　郑强荪　钟　鹏　钟国强　钟敬泉　周胜华　毕莹莹

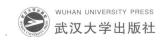

武汉大学出版社

图书在版编目(CIP)数据

中国心房颤动防治蓝皮书.2021/黄鹤,唐艳红,石少波主编.—武汉:武汉大学出版社,2022.3

ISBN 978-7-307-22945-7

Ⅰ.中…　Ⅱ.①黄…　②唐…　③石…　Ⅲ.心房纤颤—防治—研究报告—中国—2021　Ⅳ.R541.7

中国版本图书馆 CIP 数据核字(2022)第 036940 号

责任编辑:胡　艳　　责任校对:汪欣怡　　版式设计:韩闻锦

出版发行:**武汉大学出版社**　(430072　武昌　珞珈山)
　　　　(电子邮箱:cbs22@ whu.edu.cn 网址:www.wdp.com.cn)
印刷:武汉市金港彩印有限公司
开本:787×1092　1/16　印张:10　字数:212 千字　插页:1
版次:2022 年 3 月第 1 版　　2022 年 3 月第 1 次印刷
ISBN 978-7-307-22945-7　　定价:56.00 元

前　言

　　自 2018 年《中国心房颤动防治蓝皮书》面世后的 3 年间，中国学者在这一领域的基础与临床研究在不断深化，尤其是"房颤中心"建设项目的推进，极大地提升了对房颤全程、规范管理的质量，使广大房颤患者从中获益良多。

　　既往，我们低估了房颤患病人群及房颤给患病者健康与生命带来的威胁。本书公布了新一轮全国心房颤动流行病学调查结果，即按照 2010 年中国第六次人口普查数据，经年龄校正后的房颤患病率为 1.6%，且年龄越大，患病率越高。此外，本书还较为详尽地介绍了由房颤所引发的相关疾病事件、生活质量的改变以及由此产生的经济负担。显然，不断加强与深化对房颤的基础与临床研究便势在必行。为此，本书较为详尽地介绍了近年来国内在该领域的研究成果，以及集研究成果之大成的专家共识等。无疑，这些信息为后续制定防治策略及规范管理提供了客观依据。

　　房颤中心建设项目的推进，极大地对全民尤其是患病人群普及了相关防治知识，规范了医护人员对房颤患者全程管理的相关要求，提升了全程管理质量。尤其是国家卫生健康委、国家中医药局《关于印发心房颤动分级诊疗技术方案的通知》下发后，不同等级的医院在贯彻、执行文件精神的同时，结合本地实际，不断探索、创新管理模式，取得了丰硕成果。无疑，这些成果为丰富对房颤的科学管理提供了新的理论与实践基础，极大地造福于广大房颤患者，为构建健康中国作出了新的贡献。

　　在本书即将面世之际，衷心感谢国家卫生健康委员会、国家中医药局对科学、规范防治房颤这一对人民生命健康威胁极大疾病的领导与精心部署；衷心感谢全国医护人员对房颤中心建设项目的精心安排与推进；衷心感谢为本书精心撰写与编排的专家及相关工作人员。

　　愿该书成为一粒优良种籽，植根在中华民族广袤的肥沃土壤中，生根、开花、结果；愿这粒种籽不断改良、优化，更加枝繁、花艳、果鲜；愿这粒种籽成为构建健康中国大潮中的一朵浪花，在阳光的照耀下晶莹、剔透，折射出暖人的光辉。

中国房颤中心联盟专家委员会

2022 年 1 月

目　　录

第一章　流行病学特点及变化趋势

一、房颤的发病率和患病率

我国在房颤流行病学方面的研究起步较晚。早在 2004 年，周自强等报道了我国 14 省整群抽样调查的房颤患病率及危险因素。结果提示：在年龄 30~85 岁人群中房颤患病率为 0.77%，标准化后的患病率为 0.61%。男性患病率约为 0.9%，高于女性（0.7%）。在 50~59 岁人群中房颤患病率仅为 0.5%，而在 80 岁以上人群中高达 7.5%。房颤的患病率随年龄增长而逐渐升高[1]。另一研究根据我国 10 个不同地区自然人群中 19368 例年龄在 35 岁以上成年人的横断面调查显示：我国 35 岁以上男性的房颤患病率为 0.74%，女性为 0.72%；60 岁以下男女患病率分别为 0.43% 和 0.44%，60 岁以上男女患病率分别增长至 1.83% 和 1.92%[2]。

黄从新教授等领导的中国房颤流行病学调查，由全国 25 个房颤省级联盟、129 家医院参与，从 2020 年 7 月至 2021 年 9 月共调查了 114039 名年龄在 18 岁以上的常住居民，其中男性 54608 名（47.9%），女性 59431 名（52.1%），平均年龄 54.7 岁[3]。房颤的诊断标准包括：①当前筛查心电图诊断为房颤；②既往诊断为房颤：医疗记录中诊断为房颤；既往心电图诊断为房颤。最终 2604 例确诊为房颤，表明我国房颤的粗患病率为 2.3%（95% CI 1.7%~2.8%），男性为 2.6%（2.5%~2.7%），女性为 2.0%（1.9%~2.1%），城市居民为 2.4%（2.2%~2.6%），农村居民为 2.0%（1.8%~2.2%）。按照 2010 年中国第六次人口普查数据，对房颤患病率进行年龄校正，结果显示年龄标准化的房颤患病率为 1.6%（1.6%~1.7%），男性为 1.7%（1.6%~1.8%），女性为 1.4%（1.3%~1.5%），城市居民为 1.6%（1.5%~1.7%），农村居民为 1.7%（1.6%~1.9%）。房颤患病率与年龄正相关，年龄越大，患病率越高（图 1.1）。多因素分析显示，高龄、男性、高血压、冠心病、慢性心力衰竭、心脏瓣膜病、脑卒中是房颤的重要危险因素。

孙英贤等开展的一项横断面研究报道了辽宁省农村地区房颤的患病率及其危险因素[4]。研究选取 11956 名年龄>35 岁的该省农村地区居民（主要是体力劳动者）作为研究对

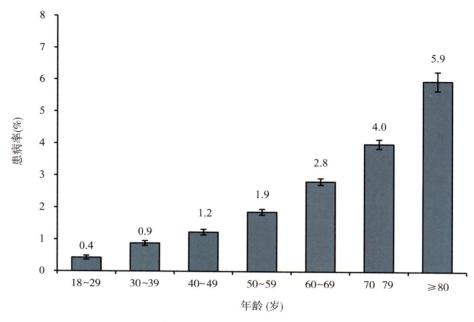

图 1.1　中国成年人房颤患病率

象，应答率 85.3%。所有研究对象均接受问卷调查、超声学、心电图检查、血液学检查及体检。采用逐步 Logistic 回归分析来研究房颤的危险因素。结果提示，随着年龄增长，房颤发病率显著增加，35～40 岁人群患病率仅为 0.1%，而年龄>75 岁患者患病率达到了 4.6%。各年龄组间房颤发病率无性别差异。研究结果提示，我国农村的体力劳动者中房颤的发病率较低。Xing Liying 等于 2017 年 9 月至 2019 年 3 月在辽宁省调查了 18796 名年龄≥40 岁的居民（28.9% 为城市居民，71.1% 为农村居民），发现房颤患病率为 1.1%，男性高于女性（1.5% vs 0.9%），城乡之间无显著差别（1.3% vs 1.1%）[5]。在广州心脏研究中，纳入了 12013 例年龄>35 岁的居民，城市居民占 46.08%，农村居民占 53.92%，女性 65.98%，男性 35.02%，结果显示，房颤的总的患病率为 1.46%[6]。

　　由于房颤的危险因素与年龄、高血压和冠心病等密切相关，近几年国内相继报道了我国不同地区老年人群和高血压患者房颤的患病率和流行病学特点。俞帅等对上海市静安区 50 岁以上人群进行问卷调查及心电图检查[7]，对其生活习惯、疾病史等应用单因素和多因素 Logistic 回归分析房颤的危险因素，共入选 50 岁以上人群 3804 人，平均年龄 70.6±8.8 岁。其中，明确诊断房颤患者 130 例，房颤患病率为 3.42%，男性 3.55%，女性 3.31%。随着年龄的增长，无论男女，房颤的患病率逐渐升高。Logistic 多因素回归分析显示，年龄、冠心病史或瓣膜病是房颤的危险因素，提示上海中心城区 50 岁以上人群房颤患病率较高，高龄、冠心病或瓣膜病患者更易发生房颤。随后，戚玉勤等报道了上海市金山区老年人房颤的患病类型、相关心血管疾病现状[8]。调查者对上海市金山区 11 个社区 65 岁以上健康体检诊断为房颤的患者进行横断面调查，对患者行常规心电图检查并填写《房颤患者特征评估调查表》。结果显示，房颤患者共 1368 例，平均年龄 76.1±6.4 岁，男性患者占 50.4%。其中，首诊房颤、阵发性房颤、持续性房颤、永久性房颤及无法确定房颤类型者分别占 39.7%、19.2%、8.6%、13.2%、19.3%，合并高血压 59.3%、冠心病 35.9%、脑血管疾病 10.5%、糖尿病 9.5%、慢性阻塞性肺病 3.3%。

另有研究报道了天津市公共福利养老院机构老年社区人群房颤的患病率和相关危险因素。研究者对天津市公立福利养老院机构的 1280 名社区老年人收集基本人口学资料、既往史及个人史信息，完善体格检查和心电图和/或动态心电图检查。1280 名社区老年人平均年龄为 80.5±7.9 岁，房颤患病率为 9.5%，其中男性 8.8%、女性 10.1%，性别之间无明显的统计学意义（P＝0.55）。老年人合并的慢性病中，高血压病居于榜首，接下来依次为冠心病、脑卒中、高脂血症和糖尿病。刘倩等回顾性分析了大连医科大学附属第二医院心内科住院的 831 例高血压患者的临床资料[9]，将高血压患者分为房颤组和非房颤组，比较两组患者的临床特征和实验室数据，发现 831 例高血压患者中有 272 例（32.7%）合并房颤，83 例患者（10.0%）为新近发生房颤。与非房颤组相比，房颤组患者的年龄较大、收缩压偏高、高血压病史较长。新发房颤亚组患者年龄、高血压病史和血压水平与非新发房颤亚组患者相似。另有研究观察了血液透析患者房颤的患病率情况[10]，研究者调查了北京大学第一医院 2 个血液透析中心的 305 例长期透析患者，发现长期透析患者的房颤患病率是 9.8%，其中阵发性房颤占 73.3%，持续性房颤占 26.7%。透析患者房颤患病率也随年龄增加而增加。以上研究结果提示，年龄和高血压是我国目前房颤发病的主要原因。

由于我国地域辽阔，房颤患者在不同地理区域可能存在一定差异，有研究对我国少数民族地区房颤的流行病学也进行了调查。卢武红等研究发现哈萨克族的房颤患病率为 0.37%，低于全国的 0.65%，80 岁以上的年龄组患病率最高，为 3.45%，男性患病率高于女性（0.59% vs 0.20%）[11]。木胡牙提在 1436 例住院房颤患者的民族及临床特性分析调查中发现：汉族占 67.3%，维吾尔族占 24.4%，哈萨克族占 4.0%，回族占 1.6%，认为房颤在新疆不同民族之间的患病率存在不可忽略的差异，其中比较特别的是少数民族房颤中瓣膜性房颤所占比例明显高于汉族[12]。但姚娟等在另一项研究发现新疆地区成年人房颤的患病率为 0.40%，其中汉族为 0.45%，维吾尔族为 0.25%，哈萨克族为 0.49%。经年龄标准化后房颤患病率为 0.35%，汉族、维吾尔族、哈萨克族患病率分别为 0.31%、0.25%、0.59%，不同民族间房颤的患病率比较差异无统计学意义[13]。

鉴于我国房颤防治现状和医疗特点，结合国内外专业指南的意见，中国房颤中心创新性地提出"房颤自助筛查—AI 风险预警—宣教—线上问诊—线下导诊"的服务模式，联合第三方开发出心电筛查宣教机和互联网医疗系统。使用时，被检测者双手握住心电筛查宣教机把手30秒，即可自动检测出30秒的I导联心电图，数据将自动发送至中国房颤中心数据库；手机扫取机器屏幕上二维码，即可获得检测报告，也可打印纸质版检测报告；可通过微信公众号进行房颤知识学习、线上咨询等互联网医疗服务。截至2021年9月，心电宣教筛查机已部署至全国120家医院，运行良好。参与房颤筛查的总人数达581908人，其中男性310355人、女性271553人。筛查出房颤患者17715人，阳性率为3.0%，男性9595人，阳性率为3.1%；女性8120人，阳性率为3.0%（图1.2）。实现线上咨询和导诊人数1557人，占筛查出的房颤人数的8.8%。

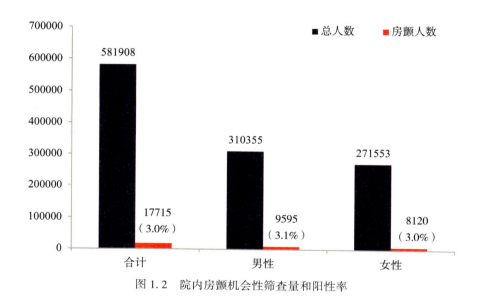

图1.2　院内房颤机会性筛查量和阳性率

二、房颤的病因学特点及变化趋势

由上海瑞金医院戚文航教授牵头、中华医学会心血管病分会组织实施的中国部分地区心房颤动流行病学及治疗现状调查发现，我国人群导致房颤相关因素的顺位，老龄排列第一位（占58.1%），过去曾排列第一位的风湿性瓣膜病已下降至第五位（占23.9%）[14]。导致房颤的其他因素还有：高血压（占40.3%）、冠心病（占34.8%）和心衰（占33.1%）。北京安贞医院对1997年至2005年住院房颤患者进行回顾性分析发现，器质性心脏病患者的房颤以风心病和冠心病最为常见，分别占34.9%和34.0%。风心病患者发生房颤的年龄较冠心病患者轻，风心病房颤患者占中年组（40~60岁）的85.9%，其中女性占54.6%，冠心病房颤患者占老年组（>60岁）的70.4%，其中男性占73.9%[15]。上海华山医院对其门诊及病房1000例房颤患者的回顾性研究发现，房颤患者平均年龄72.1±11.1岁，其中男性为61%。多数（94%）为NVAF患者。合并疾病前三位为高血压病（65%）、冠心病（32%）和糖尿病（27%）[16]。

包永升等对2003—2008年蒙古族房颤患者住院的资料分析发现，引起房颤的病因中，汉族以高血压为主，占26%，蒙古族以风湿性瓣膜病为主，占43%，差异有统计学意义[17]。近年来，风湿性瓣膜病引起房颤的比例呈下降趋势，但是蒙古族房颤患者的病因还是以风湿性瓣膜病为主，说明出现房颤病因学的种族差异可能与种族的生活习惯、生活条件、生活方式等方面的不同有关。广东医科大学附属医院及东莞台心医院通过电脑检索香港沙田区医管局医疗系统，收集香港沙田区各医院及诊所2007—2009年共三年所有诊断为房颤的住院患者共计1629例，对其临床资料进行回顾性分析发现：随年龄增长，房颤住院患者比例明显增加，由20岁以下年龄段的0.2%上升至70岁年龄段的30.6%；房颤患者并发疾病中最常见的为原发性高血压（高血压）（占50.6%），次之为糖尿病（20.9%），接下来依次为高脂血症（15.5%）、冠心病（10.8%）、瓣膜病（3.7%）。说明香港沙田地区心房颤动住院患者的发病年龄与其他研究资料有共性，但其亦有独特的流行病学特征，如合并糖尿病及高脂血症患者比例较大[18]。

三、房颤与血管事件

脑栓塞（缺血性脑卒中）是房颤引起的主要栓塞性事件。一项针对北京地区611例非瓣膜病房颤患者在非抗凝状态下缺血性脑卒中的发生率及其影响因素的临床研究显示：随访3~12（6.8±4.0）年期间，平均70岁的非瓣膜病房颤患者缺血性脑卒中的发生率为5.3%，与欧美国家相似（4%~6%）[19]。另一项针对中国房颤住院病例多中心对照研究结果显示：住院患者房颤的脑卒中发生率达24.8%，且有明显随年龄增加趋势，80岁以上脑卒中患病率高达32.86%。10%的房颤卒中为致死性，45%的患者会留有后遗症。伴房颤的脑卒中患者1年的死亡率较不伴房颤者约高50%，而且伴房颤的脑卒中患者在急性期、3个月、6个月、12个月的致残率也均高于后者[20]。一项研究回顾性分析了我国云南省2001—2012年期间医疗保险数据库资料，在纳入研究分析的471446例人群（≥20岁）的统计分析显示：房颤相关卒中发生率增加了13倍，随年龄增长而增加。房颤的终生发生风险为1/5[21]。张学义等分析了185例未接受正规抗凝治疗的持续性非瓣膜性房颤患者发现，缺血性脑卒中的发生率接近自然状态，房颤持续时间大于10年的患者，其卒中风险是房颤持续时间小于10年患者的4.25倍（$P<0.005$）[22]。高彩红等最近报道了急性缺血性

脑卒中患者的房颤检出率及其影响因素，结果发现，复发的急性缺血性脑卒中较首发的急性缺血性脑卒中有更高的房颤检出率。年龄、高血压、心肌病、心功能不全、频发房早为急性缺血性脑卒中患者房颤发生的独立危险因素[23]。

另有一项回顾性分析观察了房颤患者发生缺血性卒中的危险因素[24]。研究者入选了1991年1月至2015年12月在广东省人民医院出院诊断为房颤的住院病历共计29495例，选取房颤患者因缺血性卒中入院或住院期间有新发缺血性卒中事件的患者入组为病例组，而将其余房颤患者作为对照组。以5年为一个时间段，观察一般情况（年龄、性别）及合并疾病[原发性高血压（高血压）、糖尿病、心力衰竭、风湿性心脏病、慢性阻塞性肺病、血脂异常、冠状动脉粥样硬化性心脏病（冠心病）、既往缺血性卒中、其他血管疾病（除心脑血管疾病）、甲状腺功能亢进、瓣膜置换及其他手术病史]与缺血性卒中的关系及年份间变化的情况。研究发现，1990—2015年期间，住院房颤患者总数增长了6.2倍。房颤并发症患病率中，高血压、糖尿病、冠心病、心肌病、血脂异常、慢性阻塞性肺病及缺血性卒中呈上升趋势，风湿性心脏病、瓣膜置换、心力衰竭呈下降趋势。年龄≥75岁，高血压、血脂异常，糖尿病、冠心病、既往缺血性卒中病史及其他血管疾病是房颤患者新发缺血性卒中的危险因素。

四、房颤的经济负担

近年来，随着房颤患病率的升高，房颤患者的住院治疗及治疗费用也明显升高。我国目前尚缺乏房颤患者医疗费用数据及社会经济负担。1991年美国政府医疗保险机构数据显示，该年房颤患者的总医疗保险费比非房颤患者多9～23倍[25]。美国联邦数据库数据显示，2005年房颤的总医疗费用为66.5亿美元，其中作为住院病例主要诊断的29.3亿美元，作为住院病例共病诊断的19.5亿美元，门诊治疗费15.3亿美元，处方药费2.35亿美元。每例房颤平均住院医疗费用超过8000美元[26]。英国一项研究显示，1995年，该国53.4万房颤患者的直接医疗费用为2.44亿英镑，占National Health Service（NHS）总支出的0.62%，其中住院费用和处方药费各占50%和20%。根据Euro Heart Survey On AF提示，2003—2004年，希腊、意大利、波兰、西班牙、荷兰五国房颤患者的年医疗总费用为62亿欧元，其中，希腊2.72亿欧元、意大利32.86亿欧元、波兰5.26亿欧元、西班牙15.45亿欧元、荷兰5.54亿欧元[27]。我国虽然缺乏房颤患者的年医疗总费用数据，但我国目前约有1500万房颤患者，据此推算我国房颤患者的年医疗总费用要远高于上述国家。由此可见，房颤已对我国社会造成严重的经济负担。

五、房颤患者的生活质量

尽管房颤本身不直接危及生命，但其发作时的临床症状会严重影响患者的生活质量，其并发症（如卒中）显著增加致残和病死率。我国尚缺乏针对房颤患者生活质量的大规模临床研究调查，但一些小规模或单中心对我国房颤患者的生活质量做了研究和调查。敖明强等选取东南大学附属中大医院 2014 年 9 月至 2016 年 6 月 100 例住院房颤患者，调查房颤患者焦虑抑郁的发病情况以及其生活质量的评估。结果显示，房颤组中存在焦虑或抑郁情绪的患者占 42%，其中焦虑占 21%，抑郁占 14%；健康体检人中存在焦虑或抑郁情绪的患者占 7%，其中焦虑占 6%，抑郁占 1%。房颤患者生活质量相关评分低于正常健康体检者，说明房颤患者生活质量评分低，焦虑或抑郁发生率高[28]。关静等研究了非瓣膜房颤患者服用不同抗凝药物前后焦虑、抑郁和生活质量的变化，发现达比加群酯抗凝组 SAS 评分与 SDS 评分均低于华法林组，差异有统计学意义，生活质量 PCS 评分、MCS 评分均高于华法林组，提示新型口服抗凝药物达比加群酯对非瓣膜病房颤患者的焦虑、抑郁和生活质量有积极影响[29]。

随着射频消融治疗房颤在临床应用的推广，有研究发现，对阵发性房颤患者行肺静脉隔离治疗，不仅明显改善患者的症状，且提高患者的生活质量[30]。另有研究显示，环肺静脉消融的阵发性房颤患者随访 1 年后，其抑郁状态明显改善，但药物治疗阵发性房颤患者的抑郁无显著变化，提示环肺静脉消融可改善阵发性房颤患者术后 1 年的抑郁状态，并提高生活质量[31, 32]。对持续性房颤或房颤合并心力衰竭的患者，射频消融均能提高患者的生活质量[33, 34]。

六、住院房颤患者概况

房颤住院治疗在心血管疾病住院治疗中的比例不断增加，由中华医学会心血管病分会实施的，针对全国 41 家医院 9297 例以房颤为主要诊断的住院病例回顾性分析显示：1999 年为 7.7%，2000 年为 7.9%，到 2001 年增至 8.2%[35]。根据中国房颤中心数据库（http://www.china-afc.org/）资料显示，房颤占心血管内科出院诊断的 10.5%。房颤常作为伴随疾病，也大量就诊于心血管内科以外的其他科室，住院科室主要来自心血管内科（37.6%），其次为神经内科、急诊科、重症监护室（ICU）、呼吸内科、老年病科、心血管外科、消化内科、肾内科、内分泌科、肿瘤科、血液内科、神经外科、骨科、康复科，前

15 名科室如图 1.3 所示。

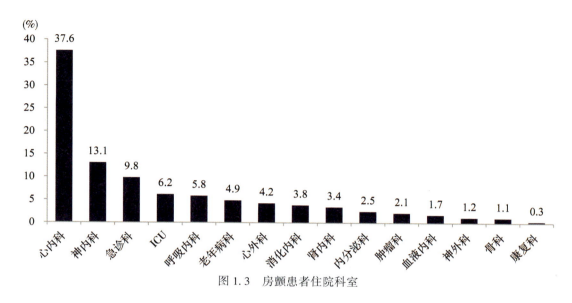

图 1.3　房颤患者住院科室

截至 2021 年 9 月，中国房颤中心数据库共纳入 1179394 例房颤住院患者。数据来源于全国 30 个省市房颤中心建设单位，其中数据量最大的前 5 个省份分别为山东省、湖北省、广东省、江苏省、河北省，数据量最少的后 5 个省份为甘肃省、海南省、北京市、青海省、宁夏回族自治区，如图 1.4 所示。

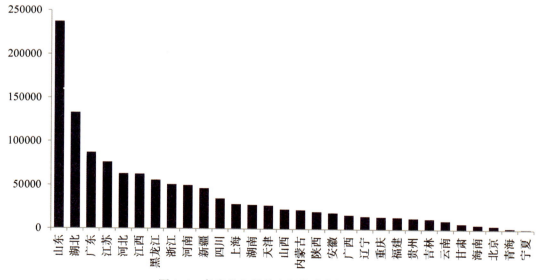

图 1.4　各省份上报的房颤住院数据量排序

房颤住院患者的平均年龄为 70.8 岁，将年龄分段，其中 75 岁以上患者的比例最高（42.2%），65～74 岁患者比例最低（26.2%）。男性患者比例为 48.3%，女性患者例为 51.7%。纳入分析的房颤住院患者中，包括非瓣膜性房颤 1144976 例（97.1%），瓣膜性房颤 34418 例（2.9%）。其中，阵发性房颤最常见（459304 例，31.5%），长期持续性房颤最少，仅有 35231 例（2.3%），如图 1.5 所示。

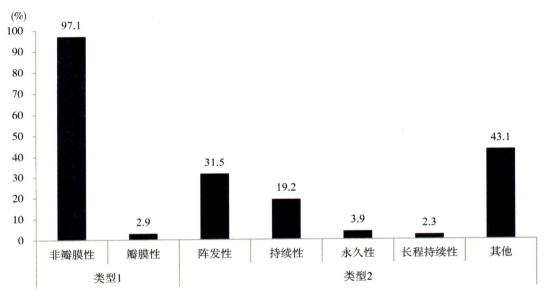

图 1.5　房颤类型

房颤住院患者最常见的并发症为慢性心力衰竭（30.4%），其后依次为高血压、冠心病、缺血性卒中、糖尿病、外周动脉疾病、慢性阻塞性肺疾病等（图 6）。平均 CHA_2DS_2-VASc 评分为 2.9 分，平均 HAS-BLED 评分为 1.3 分。CHA_2DS_2-VASc 评分 ≥2 分的比例为 71.0%，CHA_2DS_2-VASc 评分为 1 分的比例为 17.3%，11.7% 的患者 CHA_2DS_2-VASc 评分为 0 分，提示 2/3 以上的房颤住院患者卒中风险高危，需要积极抗凝治疗。HAS-BLED 评分 ≥3 分的比例仅占 12.5%，HAS-BLED 评分 <3 分的比例为 87.5%，表明仅 1/8 的房颤住院患者的抗凝出血风险为高危，需注意管理出血相关危险因素，避免出血风险。如图 1.6 所示。

房颤住院患者的左心室射血分数（LVEF）平均为 55.5%，左房内径（LAD）平均为 42.3mm。LVEF ≥50% 患者的比例为 85.8%，提示大部分患者仍保持正常的 LVEF；LEVF<40% 患者的比例为 9.9%，表明 1/10 的患者有 LVEF 下降，如图 1.7 所示。按左房

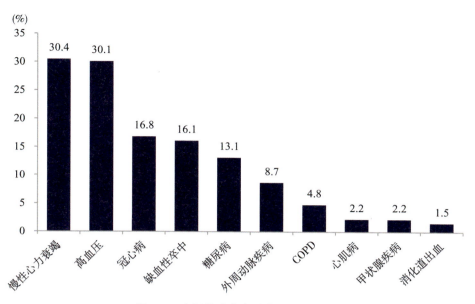

图 1.6　房颤住院患者最常见的并发症

血栓诊断标准计算，即根据经食道心脏超声(TEE)检测的左房血栓，房颤住院患者的左房血栓检出率为 4.3%。

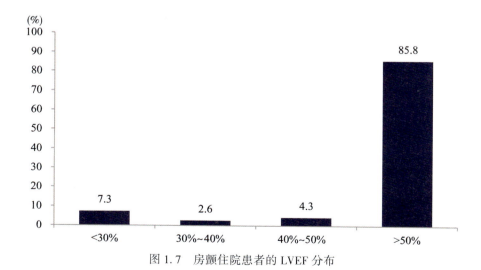

图 1.7　房颤住院患者的 LVEF 分布

第二章　心房颤动的治疗现状

一、中国房颤治疗建议/专家共识

房颤是临床上最为常见的持续性心律失常，严重危害人类健康。鉴于此，中华医学会心电生理和起搏分会（CSPE）心房颤动工作组自 2001 年至今已经制定了 7 版《心房颤动：目前的认识和治疗建议》、1 项《心房颤动的肺静脉和腔静脉电隔离治疗——目前的认识和建议》、1 项《经导管消融心房颤动中国专家共识》、2 版《左心耳干预预防心房颤动患者血栓栓塞事件：目前的认识和建议》和 1 项《经冷冻球囊导管消融心房颤动中国专家共识》[36-46]（图 2.1）。这些房颤相关治疗建议和专家共识对我国房颤的规范化治疗发挥了重要的指导作用。

2001 年，CSPE 房性快速心律失常专家工作组颁布了我国第一个关于房颤的治疗建议，全面分析了我国房颤的流行病学和病因，除了强调基础心脏病和其他病因的治疗外，对房颤的治疗提出了三个主要策略：控制心室率、转复和维持窦性心律，以及预防血栓栓塞事件，并对导管消融房颤治疗提出了初步建议。

自我国 1998 年开展经导管消融治疗房颤以来，房颤的介入性治疗受到越来越多的重视，肺静脉和腔静脉的电隔离治疗是主要手术方法。CSPE 房颤工作组于 2004 年专门制定了《心房颤动的肺静脉和腔静脉电隔离治疗——目前的认识和建议》，对经导管肺静脉和腔静脉电隔离治疗房颤的患者选择、围术期管理、手术操作方法和术后随访给予了规范化建议。

自 2001 年以后，有关房颤的发病机制认识得到了空前的提高，尤其是对源于大静脉及心房内某些特殊组织的异位兴奋灶触发房颤的机制，得到了较为完整的证实。在临床治疗学上，众多前瞻性随机对照的研究结果已成为指导临床治疗的重要参考文献，尤其是经导管消融的研究进展，更是成为房颤治疗学的亮点，它革新了房颤的治疗策略，变革了人们对房颤的治疗观，为房颤治疗学做出了里程碑式的贡献。鉴于此，CSPE 房颤工作组在 2001 年版《心房颤动：目前的认识和治疗建议》的基础上，结合国内外相关研究进展，2006 年制定了《心房颤动：目前的认识和治疗建议（二）》，提出肺静脉电隔离和/或环肺静

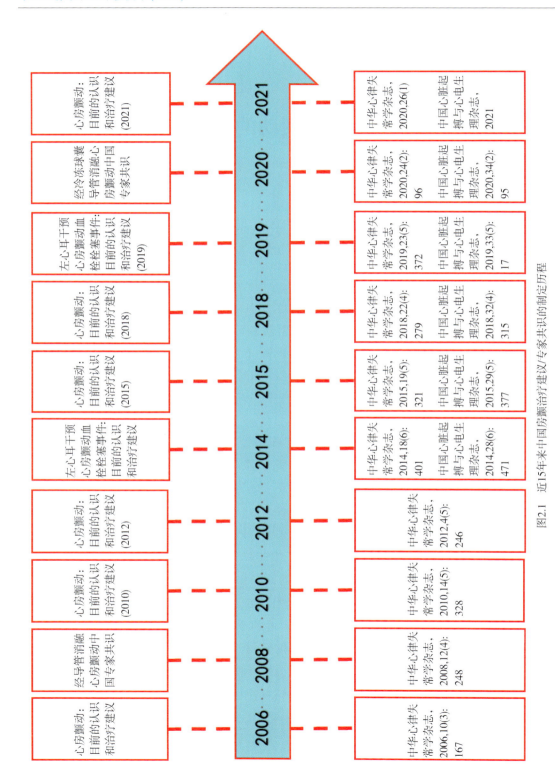

图2.1 近15年来中国房颤治疗建议/专家共识的制定历程

脉消融是导管消融治疗房颤的基础，对于年龄小于 75 岁、无或轻度器质性心脏病、左心房内径小于 50mm 反复发作的阵发性房颤患者，在有经验的电生理中心，可以考虑作为一线治疗手段；对药物治疗无效的伴或不伴器质性心脏病的持续性或永久性房颤患者，也应积极开展导管消融治疗的临床研究。

自 1998 年国内开展房颤导管消融以来，经导管消融治疗房颤逐渐成为主要的治疗手段之一。鉴于此，2008 年 CSPE 召集国内本领域主要专家，围绕房颤导管消融治疗的主要问题制定反映当时最新进展、适合我国国情的《经导管消融心房颤动中国专家共识》，对导管消融房颤的适应证和禁忌证、消融术式和终点、围术期管理、术后随访、并发症防治进行了详细阐述，建议对于症状明显的阵发性房颤，导管消融可以作为一线治疗；对于病史较短、药物治疗无效、无明显器质性心脏病的持续性房颤，导管消融可以作为首选治疗；对于病史较长、伴有器质性心脏病的持续性房颤，导管消融可以作为维持窦性心律或预防复发的措施之一。

2006 年后的 4 年间，国内外对房颤的基础与临床研究又有了新的进展，尤其是对房颤及其并发症的防治研究，在这一时间段非常活跃，也取得了一些令人兴奋的成果。鉴于此，CSPE 房颤工作组在全面复习 2006 年版《心房颤动：目前的认识与治疗建议（二）》和 2008 年版《经导管消融心房颤动中国专家共识》的基础上，结合国内外近 5 年所报道的基础与临床研究成果，经房颤工作组专家高度浓缩、讨论、循证、提炼，提出了较为具体的《心房颤动：目前的认识和治疗建议（2010）》，在一定程度上引领了我国关于房颤的基础与临床研究，极大地提升了房颤的防治水平。2010 年和 2011 年，欧洲心脏病学会（ESC）和美国心脏协会（AHA）/美国心律学会（HRS）也相继出台或更新了新的房颤治疗指南。上述指南均将症状性阵发性房颤，不伴或仅伴轻微心脏结构异常，对至少一种抗心律失常药物治疗无效列为导管消融的适应证。上述指南均首次考虑将导管消融列为房颤可能的一线治疗，这是导管消融走向一线治疗的重要一步。

2010 年后的 2 年里，ESC，AHA/HRS 与欧洲心律学会（EHRS）等又陆续发表了新的相关指南或建议，均提供了大量新的学术信息与专家共识；与此同时，国内学者在该领域亦有新的研究成果与临床经验问世。为此，CSPE 为及时吸收国内外最新学术成果以丰富 2010 年版建议，故对 2010 年建议予以修订。于 2012 年颁布了《心房颤动：目前的认识和治疗建议（2012）》。建议在房颤分类中，将房颤持续时间大于 1 年，医生和患者愿意采取一定措施以转复为窦性心律的房颤归类于长期持续性房颤。房颤的导管消融虽然有诸多术式存在，但是消融策略主要以肺静脉和/或肺静脉前庭作为消融靶区域并达到完全电隔离是房颤消融的基石。肺静脉电隔离是阵发性房颤的主要消融终点，但对于持续性和长期持续性房颤，则需在肺静脉电隔离基础上予以复合消融方可进一步提高成功率，而复合消融的策略还有待进一步探索和优化。房颤导管消融应以最少的消融损伤达到消除触发因素和/或改良心房基质的目的。

自《心房颤动：目前的认识和治疗建议（2012）》发表以来的 3 年间，有关房颤的新的基础与临床研究结果不断问世，有些刷新了对房颤发生机制的认识，如 Rotor 学说、自主神经调节学说等；有些新的循证医学证据催生了新的治疗观及/或完善了以前的治疗策略，如新型口服抗凝药物应用、左心耳干预预防房颤患者血栓栓塞事件等。2014 年美国 AHA/ACC/HRS 学会发布了新的房颤管理指南，提供了大量新的学术信息和专家们的新认识。与此同时，国内学者们在房颤的基础与临床研究中亦有新发现、新体会、新认识。为荟萃新的学术信息形成共识，以丰富、更新《心房颤动：目前的认识和治疗建议（2012）》，CSPE、中华医学会心血管病分会（CSC）、中国医师协会心律学专业委员会（CSA）会同《中华心律失常学杂志》编辑部、《中国心脏起搏与心电生理杂志》编辑部组织国内相关专家对《心房颤动：目前的认识和治疗建议（2012）》予以修订，制定了《心房颤动：目前的认识和治疗建议（2015）》，在房颤的临床分类、抗栓治疗、药物治疗、导管消融治疗等多方面提供了更多新的信息和建议。

在房颤的防治策略中，预防栓塞事件的发生系重要的防治策略。在预防血栓栓塞事件中，规范的抗凝治疗已获满意疗效，然因需长期抗凝，患者依从性较差。据估计，我国房颤患者规范抗凝治疗者不足 10%。因此，探索新的预防血栓栓塞事件的策略便显得尤为必要。近年来，采用左心耳干预预防血栓栓塞事件的临床研究已有诸多报道，国内许多医学中心也陆续将外科干预左心耳及经皮左心耳封堵术应用于临床。循证医学研究结果已初步证实，有效干预左心耳预防血栓栓塞的效果不亚于华法林的抗凝效果，为推进这一策略在我国实施提供了有力依据。为规范左心耳干预预防血栓栓塞事件的临床应用，我国专家在借鉴国内外相关研究的基础上，结合我国具体情况，制定了《左心耳干预预防心房颤动患者血栓栓塞事件：目前的认识和建议》。本建议规范了左心耳封堵的适应证和禁忌证，提出经皮左心耳封堵的适应证为：CHA_2DS_2-VASc 评分 ≥2 分的房颤患者，同时具有下列情况之一：①不适合长期口服抗凝药者；②服用华法林，国际标准化比值（INR）达标的基础上仍发生脑卒中或血栓栓塞事件者；③HAS-BLED 评分 ≥3 分者。经皮左心耳封堵的禁忌证为：①左心房内径>65mm、经 TEE 发现心内血栓和/或左心耳浓密自发显影、严重二尖瓣病变或心包积液>3mm 者；②预计生存期<1 年的患者；低脑卒中风险（CHA_2DS_2-VASc 评分 0 或 1 分）或低出血风险（HAS-BLED 评分<3 分）者；③需华法林抗凝治疗的除房颤外其他疾病者；④存在卵圆孔未闭合并房间隔瘤和右向左分流，升主动脉和/或主动脉弓处存在复杂可移动和/或破裂和/或厚度>4mm 的动脉粥样硬化斑块者；⑤有胸膜粘连（包括曾经做过心脏手术，心外膜炎及胸部放疗）者，不建议应用 LARIAT 封堵左心耳；⑥需要接受择期心外科手术者；⑦目前虽无直接证据证实心功能低下为经皮左心耳封堵的不利因素，但对于左心室射血分数（LVEF）<0.35 或心功能Ⅳ级（NYH 分级）且暂未纠正者，不建

议左心耳封堵。此外，该建议还对左心耳干预的介入和外科干预的不同方法、并发症的处理和术后抗凝治疗与随访进行了详细阐述，以供开展此项工作时参考应用。

自 2015 年 CSPE 和 CSA 发表《心房颤动：目前的认识和治疗建议 (2015)》以来，有关房颤的基础与临床研究的新成果不断问世，尤其是 2016 ESC 房颤管理指南及 2017 HRS/EHRA/ECAS/APHRS/ SOLAECE 房颤导管和外科消融专家共识的发表，集中展示了在房颤这一领域的研究进展及专家认识。在此基础上，由 CSPE 和 CSA 共同组织国内相关专家在吸收美国和欧洲指南精神的前提下，结合中国在这一领域的研究进展及专家认识，形成了《心房颤动：目前的认识和治疗建议 (2018)》，在房颤分类、症状评估、卒中危险分层和预防、心室率控制、导管消融适应证和治疗策略等多方面提供了新的学术信息，进一步规范了房颤的全程管理。

自 2014 年 CSPE、CSC 和 CSA 联合发布《左心耳干预预防心房颤动患者血栓栓塞事件：目前的认识和建议》以来，国内外有关左心耳干预预防心房颤动 (简称房颤) 患者血栓栓塞事件的基础与临床研究成果不断问世，其研究结果进一步奠定了干预左心耳预防房颤患者血栓栓塞事件的理论基础；进一步提升了干预左心耳预防房颤患者血栓栓塞事件的重要性认识和临床实践质量。与此同时，国内开展经左心耳干预预防房颤患者血栓栓塞事件的中心越来越多，其从业人员迅速扩大，被干预病人数增速较快，对同质化管理、优化管理质量提出了严峻挑战。有鉴于此，CSPE 和 CSA 组织相关专家在 2014 年发表的左心耳干预的共识基础上，制定了《左心耳干预预防心房颤动患者血栓栓塞事件：目前的认识和建议 (2019)》，对左心耳干预循证医学证据、适应证和禁忌证、手术方法、围术期管理、术后随访和管理、并发症预防和处理、导管消融联合左心耳封堵一站式治疗的适应证和围术期管理等方面进行了全面阐述，规范了我国左心耳干预预防房颤患者血栓栓塞事件的临床应用。

自 2013 年冷冻球囊消融治疗房颤在国内开展以来，已完成超过 2 万例的房颤消融手术，在临床推广普及过程中，操作、治疗参数及并发症的预防方面积累了一些经验，为进一步规范其知识体系和操作流程，CSPE 和 CSA 共同倡导并组织撰写了《经冷冻球囊导管消融心房颤动中国专家共识》，对冷冻球囊消融房颤的原理和特点、适应证和禁忌证、围术期管理、手术操作、并发症预防、培训等方面进行了详细阐述，规范与推广该技术的临床应用。

二、房颤的药物治疗

房颤的药物治疗主要为两方面：①室率控制策略，即控制心室率并长期抗凝治疗预防血栓栓塞并发症；②节律控制策略，即转复并维持窦性心律。目前，我国的房颤治疗仍以药物治疗为主，部分患者因各种原因未接受任何医学治疗。

（一）治疗策略和药物

由中华医学会心血管病分会组织实施的，针对1999—2001年国内41家医院9297例以房颤为主要诊断的住院病例的回顾性分析显示：阵发性房颤患者56.4%采用节律控制治疗，18.2%用心室率控制方法，治疗药物以胺碘酮、西地兰为最多，各占1/3（29.0%及30.6%），其次为β-受体阻滞剂（18.3%）及普罗帕酮（14.3%）。复律后预防药物依次为胺碘酮、普罗帕酮、索他洛尔；慢性房颤82.8%接受心室率控制治疗，常用药物为地高辛、β受体阻滞剂及钙拮抗剂，持续性房颤患者中试行复律者不足1/2，其中31.1%复律后可维持稳定窦性心律，应用药物以胺碘酮最多，占64.0%；其次为普罗帕酮（16.3%）、奎尼丁（7.6%）、索他洛尔（3.4%）[14, 47]。

目前国内临床常用于转复房颤的药物有胺碘酮、普罗帕酮、多非利特、依布利特、尼非卡兰、伊布利特等。常用于维持窦性心律的药物有胺碘酮、多非利特、普罗帕酮、β-受体阻滞剂、索他洛尔、决奈达隆等。中国房颤注册（CAFR）研究收集2011年8月至2016年8月18014例房颤患者的病历资料，观察了抗心律失常药物（AAD）的临床应用情况，结果显示，43.23%的患者使用AAD，其中绝大多数为胺碘酮（53.02%），其次为普罗帕酮（41.23%）。采用AAD治疗的多为并发症少的阵发性房颤患者，其中应用胺碘酮治疗的多为合并器质性心脏病的持续性房颤患者。不遵循房颤管理指南的AAD处方比例较低（6.54%），其中胺碘酮和普罗帕酮分别为5.13%和8.35%，多见于非三级医院以及血栓栓塞风险为高危的老年患者[48]。CAFR研究还观察了房颤患者使用胺碘酮与其预后的相关性，结果发现，虽然应用胺碘酮可提高患者窦律维持率，未能降低患者1年内的全因死亡率[49]。有研究显示，中药参松养心胶囊和稳心颗粒在维持窦性心律上具有一定的效果。随机、双盲、对照、多中心临床试验显示，对于阵发性房颤，参松养心胶囊维持窦性心律的效果与普罗帕酮相当，且具有更好的安全性[50]。此外，小样本临床研究提示，稳心颗粒也有助于阵发性房颤的窦性心律维持[51]。

从理论上讲，维持窦性心律是最理想的治疗结果，应当可以给患者带来更多的益处，比如降低死亡率、减少心血管事件发生等，但节律控制常常难以达到有效的节律控制效果，且长期使用抗心律失常药物的副作用抵消了节律控制带来的益处。因此，目前我国绝大部分房颤患者，特别是持续性房颤和永久性房颤患者的药物治疗仍以心室率控制为主。

基于结构重构在房颤中作用的研究，近年来针对心脏结构重构的干预（上游治疗）备受关注，是房颤预防和治疗的一种新方法。房颤上游治疗的常用药物包括血管紧张素转换酶抑制剂、血管紧张素受体阻滞剂、醛固酮受体拮抗剂、他汀类、皮质类固醇、N-3多不饱和脂肪酸等。临床研究显示，房颤高危者长期服用这些药物，可改善心肌重构，延缓和减少房颤的初发和复发。2010 ESC 房颤指南首次将上游治疗正式确定为房颤治疗的新策略和新方法。国内一项前瞻性、随机临床研究纳入 177 例阵发性房颤患者，随机分为：低剂量胺碘酮治疗组、低剂量胺碘酮联合氯沙坦治疗组、低剂量胺碘酮联合培哚普利治疗组，随访 24 个月发现，低剂量胺碘酮基础上联合氯沙坦或培哚普利预防房颤复发的效果显著优于单一低剂量胺碘酮治疗[52]。

(二)抗凝治疗

房颤所致卒中危害严重，抗凝治疗是房颤卒中预防的核心策略。虽然已有确凿研究证据表明，对血栓栓塞事件风险增高的房颤患者进行规范化抗凝治疗可以显著改善患者预后。

1. 血栓栓塞危险评估

当前，我国房颤患者血栓栓塞评估方法主要为 CHA_2DS_2-VASc 评分法。CHA_2DS_2-VASc 评分法是根据患者是否有近期充血性心力衰竭/左心功能障碍(1 分)、高血压(1 分)、年龄≥75 岁(2 分)、糖尿病(1 分)、中风/TIA/血栓史(2 分)、血管疾病(1 分)、年龄 65~74 岁(1 分)和性别(女性 1 分)确定房颤患者的危险分层，最高积分为 9 分。CHA_2DS_2-VASc 评分≥2 的男性或 CHA_2DS_2-VASc 评分≥3 的女性房颤患者应长期接受抗凝治疗；CHA_2DS_2-VASc 评分为 1 的男性和 CHA_2DS_2-VASc 评分为 2 的女性房颤患者口服抗凝药物或不进行抗栓治疗均可，但优先推荐口服抗凝药物；CHA_2DS_2-VASc 评分为 0 的男性和 CHA_2DS_2-VASc 评分为 1 的女性房颤患者，不推荐应用抗凝或抗血小板药物预防卒中。我国研究数据提示，与 $CHADS_2$ 评分相比，CHA_2DS_2-VASc 评分可更准确地预测栓塞事件[53]。

2. 抗凝治疗目标值

2006 年，心房颤动抗栓研究协作组发表了我国第一个多中心、前瞻性、随机对照研究结果[54]。该项研究共 18 个医学中心参加，入选 335 例非瓣膜病性房颤患者，华法林抗凝治疗 INR 目标值 2.0~3.0(≥75 岁者 1.6~2.5)，研究结果提示，中国人 INR 维持在 2.0~3.0 是安全有效地，应避免 INR>3.0。2012 年，《中国人非瓣膜病性心房颤动抗凝研究(CATAF)》公开发表，这是目前我国已完成的一项最大规模前瞻性、多中心、随机分组临床研究。该研究共有 75 家医院参加，共 690 例患者完成研究，其中标准强度组(INR 2.1~2.5)239 例、低强度组(INR 1.6~2.0)250 例、阿司匹林组(200mg/天)201 例，研究结果表明 INR 在 1.6~2.5 范围的华法林抗凝治疗对于中国非瓣膜病房颤患者是安全、有效的[55]。根据国内外研究结果，我国专家已就非瓣膜病房颤患者华法林抗凝治疗强度达成初步共识，《心房颤动：目前的认识和治疗建议（2018）》推荐 INR 目标值为 2.0~3.0。

3. 我国房颤抗凝现状

中国部分地区心房颤动住院病例回顾性调查中，住院患者华法林抗凝治疗率仅为 6.6%，58%使用阿司匹林（大多为小剂量），35%的患者未用任何预防血栓栓塞药物[14]。2004 年全国人群流行病学调查发现，我国房颤患者华法林抗凝治疗率只有 2%，38%使用阿司匹林，60%二者均未用。而在用华法林治疗的患者中，多数未系统监测 INR，或 INR 保持在无效的低水平[1]。近几年，我国针对房颤抗凝治疗虽做了大量工作并取得很大的进步，但房颤患者接受抗凝治疗的现状仍不够理想。GARFIELD 中国亚组研究显示，我国 $CHADS_2 \geqslant 2$ 分的房颤患者占 48.5%；$CHA_2DS_2\text{-}VASc \geqslant 2$ 分的患者接近 80%，而中国中高危患者中不足 1/3 接受抗凝治疗，超过一半的中高危房颤患者接受抗血小板治疗，近 1/5 的中高危房颤患者未接受任何抗凝治疗[56]。CRAF 研究（中国心房颤动登记研究）于 2012 年 7—12 月从全国 111 家医院（八成为三级医院，两成为二级医院）连续纳入 4161 例房颤患者，其中 85.6%（3562 例）为非瓣膜性房颤患者，14.4%（599 例）为瓣膜性房颤患者。结果显示，总体上 31.7%的房颤患者应用抗凝药物，但仅 0.9%应用新型口服抗凝药物（NOACs）；61.2%的患者应用抗血小板药物；2%的患者同时用抗血小板药物和抗凝药物。在非瓣膜性房颤患者中，最常使用的抗栓药物为抗血小板药物，达 61.15%。而且抗凝药物的应用率随着 $CHADS_2$ 评分或 $CHA_2DS_2\text{-}VASc$ 评分增加而降低。在 $CHADS_2$ 评分或 $CHA_2DS_2\text{-}VASc$ 评分 $\geqslant 2$ 分的患者中，分别仅有 24.8%和 25.6%单用抗凝药物或抗凝药物与抗血小板药物联用；在 $CHA_2DS_2\text{-}VASc$ 评分为 0 的患者中，却有 31.2%应用抗凝药物。瓣膜性房颤患者中抗凝药物的应用率高于非瓣膜性房颤患者（57.3%与 25.6%）；抗血小板药物的应用率则较低，为 28.05%。在接受华法林治疗的患者中，最近 6 个月内 INR 处于治疗窗内的比例仅 29.2%[57]。一项于 2014—2016 年对分别代表东北、西北、华北、华中、华东、华南和西南 7 个地理分区的吉林、新疆维吾尔自治区、北京、河南、江西、浙江、广东和云南等地 45 岁以上（含）47841 名居民的调查研究结果显示，只有 6.0%的高危房颤患者接受了抗凝治疗[58]。故总体看来我国房颤患者抗凝治疗率低，接受华法林治疗的患者 INR 达标率低，尤其中高危患者的抗凝治疗存在严重不足。

随着 NOACs 在中国上市使用，房颤患者抗凝比例有一定增长。GLORIA-AF 研究比较了 2011—2013 年期间和 2013—2014 年期间（达比加群酯上市）我国房颤患者抗栓治疗情况，结果显示，自达比加群酯在中国上市后，我国房颤患者抗凝比例从 16.7%提高至 26.4%[59]。中国房颤中心数据显示，全国房颤中心建设单位的非瓣膜性房颤卒中高危患者抗凝率从 2018 年的 45.5%，大幅提高到 68.9%，增幅达 51.4%（图 2.2）。除了抗凝率的提高之外，NOACs 的使用率也从 2018 年的 54.3%逐年增加至 2021 年的 73.9%，而华法林的使用率从 45.7% 降至 26.1%，分别升高了 36.1% 和降低了 75.1%（图 2.3）。在抗凝药物方面，NOACs 的比例为 61.2%，华法林的比例为 38.8%。NOACs 的使用比例高低排序，依次为拜瑞妥、达比加群、依度沙班、阿哌沙班（图 2.4）。

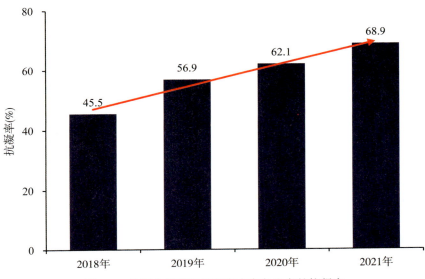

图 2.2　我国非瓣膜性房颤卒中高危患者的抗凝率

（数据来自中国房颤中心数据库）

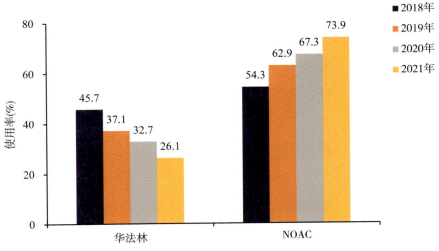

图 2.3　我国非瓣膜性房颤卒中高危患者抗凝药物的使用率

（数据来自中国房颤中心数据库）

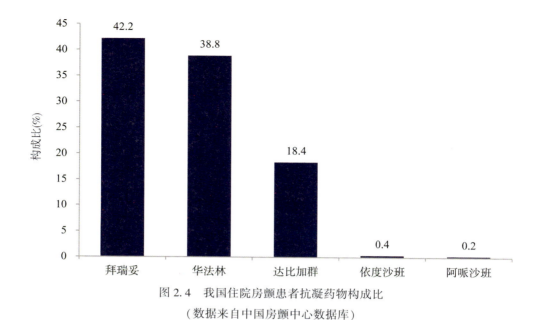

图 2.4　我国住院房颤患者抗凝药物构成比

(数据来自中国房颤中心数据库)

　　导致我国抗凝治疗率低的主要原因是医生和患者的抗凝意识不足，基层医院 INR 监测不便，华法林的局限性及抗血小板药物的错误使用等。因此，针对目前我国房颤患者抗凝不足的现状，提高医生和患者的抗凝意识，使用 NOACs，是改善目前抗凝治疗现状的主要措施。虽然此前 NOACs 因价格相对昂贵导致患者长期使用的依从性较低，但随着国家医保政策的改善，价格因素将得到明显改变。因此，临床医生依照指南建议，积极与患者沟通，在尊重患者意见的前提下给予个体化抗凝治疗，提高我国房颤患者规范化抗凝治疗率，以期进一步降低房颤患者缺血性卒中的患病率，改善房颤患者的生活质量。

三、房颤的导管消融治疗

　　研究表明，转复窦性心律不仅可消除房颤的症状，改善血流动力学，恢复心房功能，提高患者的运动耐量和生活质量，还可降低发生血栓栓塞、卒中的风险，显著改善患者预后，提高生存率。因此，房颤的治疗以恢复并维持窦性心律为最佳治疗目标。近年来，随着对房颤发生与维持的机制研究逐渐深入，导管消融在治疗房颤中的地位不断提高。CSPE 房颤工作组自 2005 年起对我国经导管消融治疗房颤的情况进行了 5 次注册研究[60-64]，对我国自 1998 年以来经导管消融治疗房颤的区域、病例数、术式、标测系统、能源、成功率、并发症发生率进行了登记，反映了我国经导管消融治疗房颤的发展历程和现状。国外研究证实，无论是阵发性房颤还是持续性房颤，导管消融在维持窦律的效果上均显著优于药物治疗。我国首个多中心、随机方案前瞻性临床研究——心房颤动的干预方法学研究（CAPA）平均随访 54.2 个月的结果显示，对于持续性和长程持续性房颤患者，导管消融的窦律维持率显著较药物治疗高（60.6% vs 20.9%，$P < 0.001$）。此外，导管消融治疗较药物治疗可降低卒中/TIA 发生率、新发心力衰竭风险，提高患者生活质量[65]。

（一）导管消融的发展趋势及地域分布

自 1998 年开展经导管消融治疗房颤以来，我国经导管消融治疗房颤的病例数逐年增加，尤其是最近十年取得较快发展（图 2.5），目前每年导管消融手术例数已超过5 万。

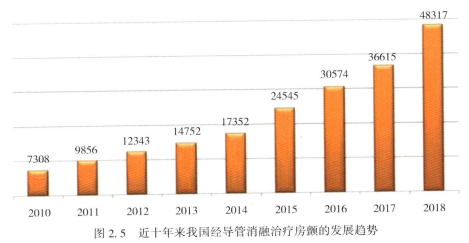

图 2.5　近十年来我国经导管消融治疗房颤的发展趋势

（数据来自 2018 年中国（除港澳台地区）心律失常介入治疗注册数据）

尽管经导管消融技术在我国发展迅速，但该技术的地区间发展十分不平衡，经济发达地区发展较快，而经济欠发达地区发展较慢，

其地域分布提示，房颤患者能否接受经导管消融治疗与其经济承受力密切相关。2018 年中国（除港澳台地区）心律失常治疗数据显示，导管消融治疗量前 3 名的地区为北京、上海、广东。中国房颤中心数据库资料显示，我国华东地区房颤患者射频消

融病例数最多，占 35.7%，而东北及西北地区的病例数较少，分别占 7.1% 和 5.2%（图 2.6）。

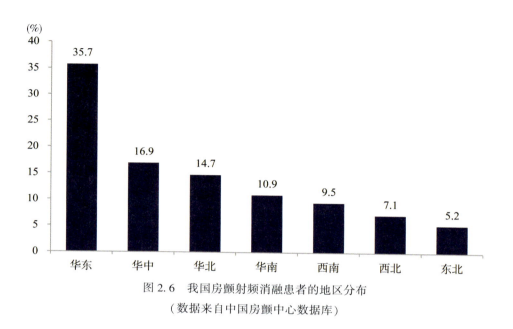

图 2.6　我国房颤射频消融患者的地区分布
（数据来自中国房颤中心数据库）

（二）导管消融患者的临床特征

根据中国经导管消融治疗心房颤动注册研究的数据分析，可以发现：①我国经导管消融治疗房颤的患者以男性居多，约占 70%；患者年龄在总体上有逐年上升的趋势，从 1998 年的 40 岁升至 2010 的 58.8 岁。②阵发性房颤患者是我国经导管消融治疗房颤的主要人群，大约占 67.8%，但持续性房颤所占的比例逐年增加，且左房明显增大的患者比例逐渐增加。③我国经导管消融治疗房颤的人群中近半数合并有基础疾病，如原发性高血压、冠心病、糖尿病、高脂血症、卒中、风心病、心肌病等，其中以原发性高血压、冠心病和高脂血症最为常见，且合并基础疾病、有心脏结构和功能改变的患者比例逐年增加。中国房颤中心数据显示，房颤射频消融患者的平均年龄为 62.4 岁，以 65～74 岁居多，年龄超过 75 岁的患者比例达 11.3%（图 2.7）；阵发性房颤占 58.8%、持续性房颤占 24.9%、长程持续性房颤占 1.9%、未分类的房颤占 14.4%。以上患者临床基线资料特点的变化均说明我国经导管消融治疗房颤的适应证在逐步拓宽。

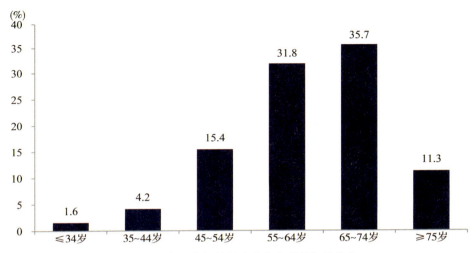

图 2.7　我国房颤射频消融术患者的年龄分布

（数据来自中国房颤中心数据库）

（三）导管消融术式、标测系统、能源和导管

肺静脉电隔离是目前房颤导管消融治疗的基石。根据中国经导管消融治疗心房颤动注册研究和中国房颤中心数据（图 2.8），我国房颤消融术式以单纯环肺静脉隔离（CPVI）为

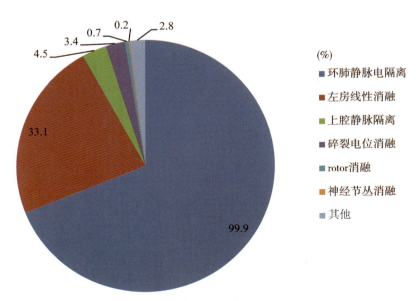

图 2.8　我国房颤导管消融的术式构成

（数据来自中国房颤中心数据库）

23

主[63]。随着房颤维持理论的发展，和新技术、新器械的应用，CPVI 基础上联合心房线性消融、rotor 消融、心房基质改良、心房碎裂电位（CFAE）消融、Marshall 静脉酒精消融等也在部分病例中得到了应用。

近年来，我国学者也开展了多项优化房颤导管消融术式的临床研究。上海交通大学医学院附属新华医院李毅刚教授团队联合徐州市中心医院韩冰教授团队、上海市胸科医院赵亮教授团队和上海市东方医院杨兵教授团队开展了多中心、受试者单盲的随机对照临床试验，纳入 2017 年 1 月至 2020 年 1 月在国内 4 个中心就诊的 390 名药物治疗无效的阵发性房颤患者，所有患者均行射频消融术。采用受试者盲法，随机分为两组，一组单纯行肺静脉隔离术（PVI 组），另一组在肺静脉隔离的基础上联合 6 条短线消融（PVI+6L 组）。6 条消融短线分别位于左肺消融环的 1 点、3 点和 6 点方向，右肺消融环的 6 点、9 点和 11 点方向（方向均从左房腔内看向肺静脉）。研究结果显示，术后 1 年，PVI+6L 组较 PVI 组有更高的无房颤复发率（81.2% vs 73.6%，$P = 0.04$），其机制可能是 6 条消融短线在肺静脉肌袖各向异性区域、慢性肺静脉-左房连接好发区域、左房自主神经节区域和 Marshall 韧带左房插入点进行了强化消融。PVI+6L 组较 PVI 组不增加 X 线曝光时间和并发症，而仅轻微延长了手术时间（约 10min）和消融时间（约 5min）[66]。江苏省人民医院陈明龙教授团队探索了基于窦律下基质标测结果的个体化消融术式治疗非阵发性房颤的疗效。该术式在环肺静脉电隔离后，根据窦律下的电压标测，进行电生理指导下选择性基质改良和三尖瓣峡部线性消融。作为探索性研究，研究组首先入选了 86 例持续性和长程持续性房颤患者，环肺静脉隔离基础上，根据其基质进行个体化基质改良及碎裂电位消融（STABLE-SR）。78 个匹配的病人接受了传统的 stepwise 消融策略作为对照组。经过大于 30 个月的随访，结果提示，STABLE-SR 术式成功率显著高于 stepwise（69.8% vs 51.3%）[67]。在探索性研究基础上，该团队自 2013 年 8 月开始联合亚太地区总共 11 家电生理中心开展了 STABLE-SR 术式治疗慢性持续性房颤的随机对照多中心临床研究，随访 18 个月 STABLE-SR 术式成功率为 74%，stepwise 术式成功率为 71.5%，但 STABLE-SR 术式在缩短手术时间，减少 X 线暴露，以及降低手术并发症方面均有明显的优势[68]。2015 年北京安贞医院马长生教授等对 146 例持续性房颤患者随机分为 2C3L 组及 stepwise 组，2C3L 组在 CPVI 基础上增加左房顶部线、二尖瓣峡部线和三尖瓣峡部线消融。随访 12 个月结果显示，两组患者单次手术成功率相似（67% vs 60%），但 2C3L 术式简化了房颤消融术式流程，明显缩短了手术时间、消融时间和射线时间[69]。近期，该团队还报道了升级版 2C3L 术式（Marshall 静脉酒精消融联合传统 2C3L 术式）的效果。研究结果显示，升级版 2C3L 术式二尖瓣峡部阻滞率为 95.5%，而传统 2C3L 术式组为 80.8%，升级版 2C3L 术式组术后 12 个月的手术成功率显著高于传统 2C3L 术式组（87.9% vs 64.8%，$P < 0.001$）[70]。上海市胸科医院刘旭教授团队比较了 CPVI 联合离散度标测转子消融与 stepwise 消融的效果，研究结果显示，两组患者

的手术时间及 X 线曝光时间无明显差别，但转子消融组的消融放电时间更短，术中房颤终止率更高，消融组复发率更低，提示对于持续性房颤，肺静脉隔离结合离散度标测转子消融的式在有效性、个体化、准确性上均优于传统的 stepwise 消融策略[71]。

我国经导管射频消融治疗房颤目前基本都利用三维电解剖标测系统指导，最常用的标测系统为 CARTO，其次为 Ensite。此外，Rhythmia、Colmbus、KODEX-EPD 等三维标测系统也在部分中心使用。标测导管种类较多，包括环形标测电极（普通/可建模 LASSO、Achieve）、高密度标测电极（PentaRay、HD Grid 等）。研究显示，高密度标测电极较传统环形标测更为精准和高效，进一步提高手术成功率，减少 X 线曝光时间，减少并发症发生。

我国导管消融治疗房颤的能源以射频为主，主要采用压力监测的冷盐水灌注导管（Smart Touch）。由武汉大学人民医院担任 PI 中心，国内 12 家医院参与的经 THERMOCOOL® SMARTTOUCHTM 导管环肺静脉隔离治疗阵发性房颤的有效性和安全性：一项多中心临床登记研究（SMART CHINA）研究结果显示，Smart Touch 导管消融治疗阵发性房颤即刻成功率为 99%，手术平均时间 140 分钟，X 线曝光时间 15 分钟，术中压力导管平均接触压力为 12.9g。随访 9 个月维持窦性心律为 88%，随访 1 年维持窦性心律为 82%，1 周内手术不良事件发生率 3%，有 2 例心包积液，1 例心包填塞，1 例咳血。上述结果证实，Smart Touch 导管治疗房颤的安全性和有效性较好。此外，近年来，56 孔灌注冷盐水灌注导管（STSF）也开始应用于临床，该导管具有更高的消融效率，同时进一步降低血栓和栓塞发生率。

自 2013 年起，冷冻球囊消融逐渐在国内多家医院开展，因其具有易操作性、冷冻标测功能增加安全性等特点，发展较为迅速。因冷冻球囊消融只能行肺静脉隔离治疗，因此其主要用于阵发性房颤的治疗。目前在我国临床应用的冷冻球囊导管为第二代冷冻球囊产品。临床研究表明，冷冻球囊消融与导管消融治疗阵发性房颤相比，手术安全性相似，长期随访效果无差别[72]。一项纳入 70 例房颤患者（阵发性 57 例、持续性 13 例）的临床观察研究显示，平均随访 6.5 个月，76% 的患者无房颤复发。此外，该研究还提示，冷冻开始至肺静脉隔离的时间、冷冻球囊的最低温度，而非肺静脉隔离时的温度，是永久性肺静脉隔离的预测指标[73]。另一项观察中国阵发性房颤患者行冷冻球囊消融治疗的研究结果显示，术后 1 年手术成功率为 76%[74]。此外，有研究观察了中国 75 岁以上的房颤患者行冷冻球囊消融的有效性和安全性，结果表明，75 岁以上的房颤患者行冷冻球囊消融的成功率和并发症发生率与 75 岁以下的患者相似，提示冷冻球囊消融可安全、有效地治疗高龄房颤患者[75]。

（四）导管消融的有效性和安全性

中国经导管消融治疗心房颤动注册研究显示，我国 1998—2007 年间经导管消融治疗房颤总体成功率为 77.1%，复发率为 22.9%。自 2001 年来，我国经导管消融治疗房颤总体成功率呈逐渐增加的趋势。对成功率和复发率有显著影响的因素有年龄、性别、合并基础疾病、左房直径、左室舒张末期直径、房颤类型和消融术式。年轻患者、男性、合并基础疾病少、左心房直径小、阵发性房颤、逐级消融的成功率较高。由武汉大学人民医院牵头组织开展的我国首项经导管消融治疗房颤的大样本、多中心、前瞻性临床试验——经导管射频消融治疗心房颤动的多中心临床研究（atrial fibrillation clinical trial，AFCT）结果显示，我国经导管消融治疗房颤总体疗效较好，虽然各种术式随着随访时间的延长，总体成功率有下降趋势，但随访 12 个月后总成功率仍达 73.3%，其中阵发性房颤成功率和持续性房颤成功率分别为 74.1% 和 71.3%。AFCT 研究完成了对不同术式进行了对比，结果提示，复合术式成功率高于单一术式[76]。此外，该研究还显示，在消融径线完整，肺静脉电位消失的基础上，电刺激和/或药物不能诱发房颤可明显提高术后成功率，提示即刻评判成功的标准越严，远期窦律维持率越高[77]。根据中国房颤中心数据，我国房颤射频消融即刻成功率达 98.6%，冷冻球囊消融即刻成功率为 98.0%。手术前后的心律对比如图2.9、图 2.10 所示。

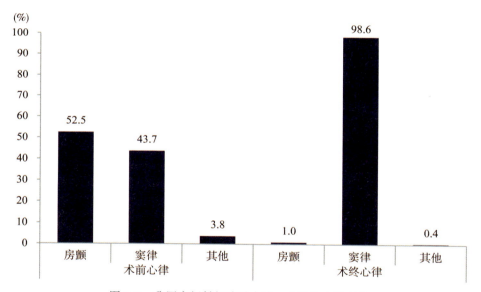

图 2.9　我国房颤射频消融术前、术后的心律对比

（数据来自中国房颤中心数据库）

中国经导管消融治疗心房颤动注册研究显示，我国 1998—2007 年间经导管消融治疗房颤总的并发症发生率为 5.30%，并发症中主要是皮下血肿，占 2.50%；其次是心脏压塞，占 1.45%；严重并发症如肺静脉狭窄和心房食管瘘发生较少，仅 0.53%；其他并发症

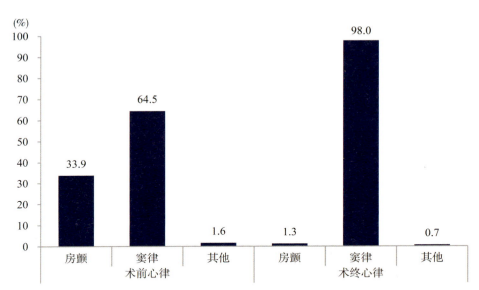

图 2.10　我国房颤冷冻消融术前、术后的心律对比

（数据来自中国房颤中心数据库）

占 0.81%。并发症自 2005 年开始发生率呈逐年降低的趋势，由 2005 年的 8.13% 降至 2007 年的 1.67%。AFCT 研究也证实我国经导管消融治疗房颤安全性好，并发症发生率低于 1%，仅为 0.74%。《中国心房颤动介入治疗现况与质量分析》在全国 7 大区域中分别选取 1~3 家区域医学中心，按比例随机抽取各中心 2017 年全年行房颤导管消融治疗的住院病历 1347 份，结果显示，导管消融术的并发症和严重并发症发生率分别为 0.9% 和 0.4%；导管消融手术量少于 500 例的中心并发症以及严重并发症发生率与手术量多于（含）500 例的中心差异无统计学意义（0.5% vs 1.1%，$P>0.05$；0.5% vs 0.3%，$P>0.05$）[78]。针对房颤消融最严重并发症心房食管瘘，云南省第一人民医院范洁教授开展的一项前瞻性、单中心、随机研究结果显示，使用压力监测导管，并在左心房后壁消融时将压力控制在 20g 以下可有效预防食道损伤[79]。一项多中心、回顾性注册研究分析了 2010 年 1 月至 2019 年 12 月期间我国 11 个中心 44794 例行房颤消融患者心房食管瘘发生率，结果显示，心房食管瘘发生率为 0.035%，但患者死亡率高达 75%，早期诊断并行外科手术可改善患者预后[80]。中国房颤中心数据显示，房颤射频消融围手术期并发症发生率为 1.27%，比例最高的并发症为血管并发症（0.46%），其次为少量心包积液等。需外科手术处理的心脏压塞、外围动脉栓塞、心房食道瘘、肺静脉狭窄、死亡等严重并发症均低于 0.2%（图 2.11）；房颤冷冻球囊消融穿刺部位血肿和膈神经麻痹为最常见手术并发症，严重并发症如肺静脉狭窄、心房食管瘘、围手术期死亡的发生率低，均低于 0.02%（图 2.12）。这些研究说明，目前我国经导管消融治疗房颤已达到国外先进水平，是较为安全的治疗手段。

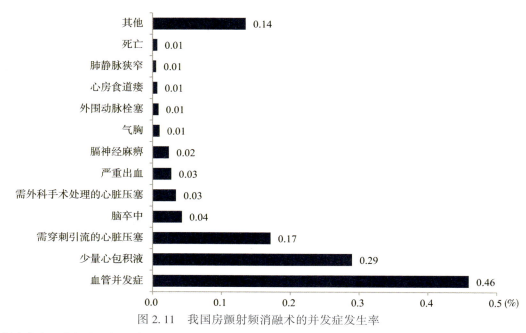

图 2.11 我国房颤射频消融术的并发症发生率

(数据来自中国房颤中心数据库)

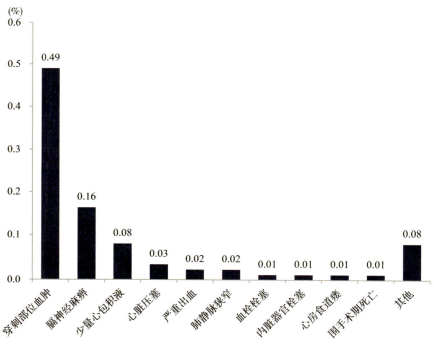

图 2.12 我国房颤冷冻球囊消融术的并发症发生率

(数据来自中国房颤中心数据库)

（五）导管消融的适应证

2008 年，CSPE 制定了国内首个经导管消融治疗房颤的中国专家共识。2018 年，根据国内外房颤研究的最新进展，黄从新等代表该学会对中国房颤目前的认识和治疗建议中重新修订了经导管消融治疗房颤的适应证[45]。建议：

Ⅰ类：症状性阵发性房颤患者，若经至少一种Ⅰ类或Ⅲ类抗心律失常药物治疗后效果不佳或不能耐受者，可行导管消融（证据级别 A）。

Ⅱa 类：①反复发作、症状性阵发性房颤患者，使用Ⅰ类或Ⅲ类抗心律失常药物之前，导管消融可作为一线治疗（证据级别 B）。②症状性持续性房颤患者，使用抗心律失常药物治疗后无效或不能耐受者，导管消融可作为合理选择（证据级别 B）。③症状性持续性房颤患者，使用抗心律失常药物治疗之前，权衡药物与导管消融风险及疗效后，导管消融可以作为一线治疗（证据级别 C）。④伴有心衰、肥厚型心肌病、年龄大于 75 岁的房颤患者，在应用抗心律失常药物之前或之后均可考虑行导管消融，但须慎重权衡导管消融风险及疗效（证据级别 B）。⑤伴有快慢综合征的房颤患者，导管消融可为合理治疗选择（证据级别 B）。⑥对于职业运动员，考虑到药物治疗对运动水平的影响，导管消融可以作为一线治疗（证据级别 C）。

Ⅱb 类：①对于症状性、长程持续性房颤患者，无论之前是否接受过抗心律失常药物治疗，权衡药物与导管消融风险及疗效后，均可行导管消融（证据级别 C）。②对于一些无症状阵发性或持续性房颤患者，权衡导管消融风险及疗效后，均可行导管消融（证据级别 C）。

Ⅲ类：存在抗凝药物治疗禁忌的房颤患者选择导管消融（证据级别 C）。

执行上述建议时，需充分考虑到术者及所在中心的经验、患者的风险／获益比、影响房颤成功转复和维持窦性心律的影响因素、患者的意愿。存在左心房／左心耳血栓是房颤导管消融的绝对禁忌证。

四、房颤患者房室结消融联合起搏器植入的治疗

房室结消融联合起搏器植入治疗是当药物控制心室率和症状失败时的一种治疗选择，可有效控制心室率，改善症状。《心房颤动：目前的认识和治疗建议》推荐用于快心室率、症状明显，且药物治疗效果不佳，同时节律控制策略又不合适的患者，以控制心室率（Ⅱa，B）。房室结消融导致患者起搏器依赖，起始心室起搏常设置在 90～100 次／分，并在数月内逐渐降低心室起搏频率，以减少猝死风险。起搏模式的选择（具有或不具有除颤功能的

右室或双室起搏），应考虑患者的个体临床特征，包括 LVEF。

2004 年，华伟等观察了 8 例充血性心力衰竭伴房颤患者房室结消融后，植入双心室起搏器的效果，在植入双心室起搏器术后心脏超声心动图显示，LVEF 从术前的 30% 提高至 38%，二尖瓣反流较术前明显减少，心慌、气短症状明显改善，NYHA 分级平均改善了 I 级[81]。2005 年，王冬梅等对 10 例行房室结消融联合永久性起搏器治疗的持续性房颤进行了观察，其中双心室起搏 6 例和单心室起搏 4 例，评价随访了 17.7 例，术后起搏器夺获心率 95%，少有室性心律失常发作，术后心功能、LVEF 和左室舒张末期内径（LVEDD）均明显改善，无脑血管事件和死亡发生[82]。2006 年，余英等对 32 例行房室结消融加永久性起搏器植入的老年房颤患者进行了 12 个月的随访，显示 LVEDD 缩小了 3.4mm，射血分数提高了 5%，7 项生活质量评分显著改善[83]。黄伟剑教授团队报道了 94 例于 2012 年 8 月至 2017 年 12 期间因房颤和心力衰竭患者且 QRS 波窄行房室结消融联合希氏束起搏的研究结果，94.7% 患者实现急性希氏束起搏，86.2% 患者达到永久性希氏束起搏，平均随访 3 年，LVEF 从 44.9% 提高至 57.6%，提示房室结消融联合希氏束起搏可有效治疗房颤合并难治性心力衰竭患者[84]。此外，黄伟剑教授团队还观察了具有 ICD 植入适应证的持续性房颤患者行房室结消融联合希氏束或左束支起搏的临床效果，结果显示，与仅植入 ICD 相比，房室结消融联合希浦系统起搏安全、可行，手术成功率高（94.5%），可显著改善心脏功能，提高 LVEF，降低 ICD 不恰当放电比例[85]。

五、经皮左心耳封堵预防血栓栓塞

经皮左心耳封堵预防血栓栓塞事件的重要方法，我国 2013 年 3 月开始开展经皮左心耳封堵手术，目前每年开展左心耳封堵数量已超过 1 万例。

中国房颤中心数据库中 8441 例行左心耳封堵手术的数据显示，行左心耳封堵治疗的患者中，男性多于女性，男性占 58.9%，女性占 41.1%。平均年龄为 66.4 岁，其中 64 岁及以上的患者占 36.3%，75 岁及以上的患者占 20.8%，65～74 岁的患者占比最大，为 42.9%。患者的血肌酐（sCr）平均值为 82.4umol/L，内生肌酐清除率（CrCl）平均为 78.2mL/min，脑钠肽（BNP）平均为 342pg/mL，氨基末端 B 型利钠肽前体（NT-proBNP）平均值为 1012 pg/ml。患者的 CHA_2DS_2-VASc 平均分为 4.1 分，HAS-BLED 的平均分为 3.7 分（图 2.13）。阵发性、持续性、长程持续性房颤分别占比 32.2%、49.5%、10.1%；一站式手术占 33.5%（射频 30.2%，冷冻 3.3%），单纯左心耳封堵的比例为 66.5%（图 2.14）。41% 的患者于全麻下行左心耳封堵，局麻占 59%。使用率最高的封堵器为 Watchman 封堵器（69.2%），其次分布为 Lambre 和 ACP 封堵器（图 2.15）。手术并发症发生率为 1.96%，血管并发症为最常见的并发症，发生率为 1.2%，其他依次为少量心包积液、残余分流≥5mm、需引流的心脏压塞、脑卒中和外周血栓栓塞，未见手术相关死亡(图 2.16)。根据残余分流<5mm 为左心耳封堵成功的标准，即刻成功率达 99.8%。

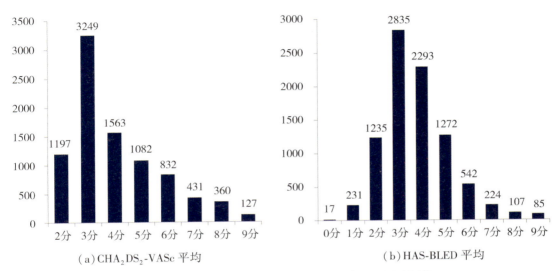

(a) CHA$_2$DS$_2$-VASc 平均　　　　　　(b) HAS-BLED 平均

图 2.13　我国左心耳封堵治疗患者的卒中与出血风险评分

(数据来自中国房颤中心数据库)

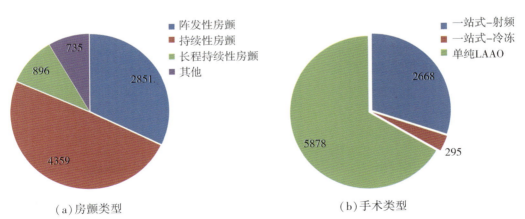

(a) 房颤类型　　　　　　(b) 手术类型

图 2.14　我国左心耳封堵治疗患者的房颤类型和手术类型

(数据来自中国房颤中心数据库)

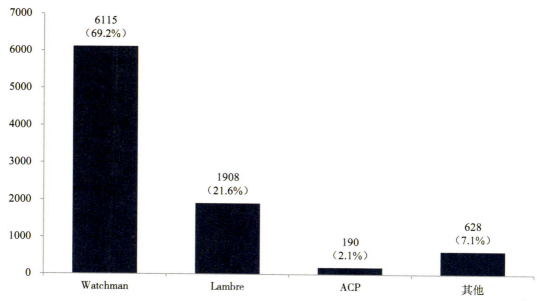

图 2.15　我国左心耳封堵治疗的封堵器类型
（数据来自中国房颤中心数据库）

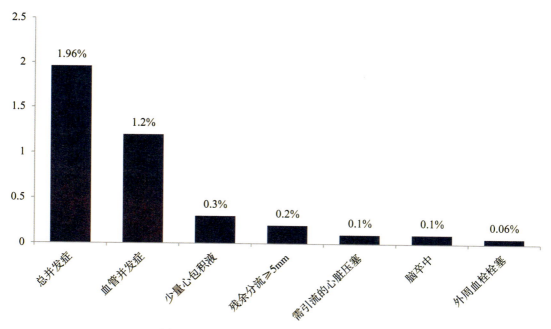

图 2.16　我国左心耳封堵手术并发症发生率
（数据来自中国房颤中心数据库）

一项观察中国人群植入 Watchman 封堵器的临床研究对平均年龄 65 岁，CHA_2DS_2-VASc 评分 2.8 分，HAS-BLED 评分 1.6 分的 164 例患者进行 1 年的随访研究发现，所有患者未发生死亡、器械脱落或严重出血事件，提示中国房颤患者植入左心耳封堵器（Watchman）是安全可行的[86]。Watchman 装置中国上市后回顾性研究分析了 2014—2017 年期间植入 Watchman 封堵器的 658 例房颤患者临床数据，结果显示，手术成功率高达 97.7%，手术并发症发生率仅 0.6%，证实真实世界中植入 Watchman 封堵器成功率高，并发症发生率低[87]。

Lambre 为中国深圳先健科技公司自主研发的新一代左心耳封堵器。一项前瞻性、多中心临床研究纳入 153 例非瓣膜性房颤患者，男性患者和女性患者比例分别为 56% 和 44%，平均年龄 69 岁，阵发性、持续性、永久性房颤的比例分别为 16%、56% 和 28%。平均 $CHADS_2$ 评分 2.5 分，CHA_2DS_2-VASc 评分 4.0 分，73% 合并高血压，25% 合并冠心病、12% 合并糖尿病，10 存在心功能不全，65% 存在卒中/TIA 病史。152 例患者成功进行 Lambre 左心耳封堵（99.3%），其中 88% 的患者仅尝试一个规格封堵器，平均手术时间 66 分钟。围手术相关并发症 9 例（5.9%），5 例为大的并发症（其中心包积液 3 例、1 例缺血性脑卒中、1 例大出血），4 例小并发症（穿刺部位血肿 2 例、股动静脉瘘 1 例、假性动脉瘤 1 例）。在 12 个月的临床随访期间，2 例发生缺血性脑卒中（2 例既往均有卒中史），1 例发生出血性脑卒中，1 例患者发生不明原因死亡（证实与手术、器械无关），2 例封堵器表面血栓形成（其中 1 例术后自行通用抗栓药物），但均未发生卒中。该研究显示了 Lambre 左心耳封堵器植入的安全性和可行性[88]。此外，武汉大学人民医院报道了 56 例房颤患者植入 Lambre 装置预防血栓栓塞事件的长期随访结果，在平均随访 37.8 个月期间，死亡、卒中和装置相关血栓发生率分别为 7.1%、3.6% 和 3.6%，无装置脱落、严重残余漏和体循环栓塞事件发生，进一步证实，Lambre 装置预防血栓栓塞事件具有很好的长期有效性和安全性[89]。

《中国心房颤动介入治疗现况与质量分析》在全国 7 大区域中分别选取 1~3 家区域医学中心，按比例随机抽取各中心 2017 年全年行房颤导管消融治疗的住院病历 160 份，结果显示，左心耳封堵术的并发症和严重并发症发生率分别为 3.1% 和 1.9%，左心耳封堵手术量<20 例的中心并发症发生率高于手术量≥20 例的中心（8.6% vs 1.6%，$P<0.05$），严重并发症发生率差异无统计学意义，说明我国房颤患者左心耳封堵手术总体安全，严重并发症总体发生率较低，但不同中心存在较大差异[78]。

国内外研究显示，对于部分卒中高危的房颤患者，导管消融联合左心耳封堵一站式手术可能是一个合理的策略。我国行左心耳封堵治疗的房颤患者中同时行房颤导管消融治疗的比例高于国外。上海交通大学医学院附属新华医院李毅刚教授团队报道了 2017 年 3 月至 2018 年 9 月期间 178 例行导管消融联合左心耳封堵（Watchman 装置）一站式手术的患者资料，结果显示，导管消融急性成功率 98.9%，左心耳封堵成功率（残余漏小于 5mm）100%，围术期发生 1 例卒中和 4 例心脏穿孔。随访 3 个月，86%患者维持窦律，左心耳封堵成功率 100%，发生率 1 例卒中和延迟心脏压塞，无装置相关血栓和装置移位发生。随访 1 年，72.2%患者维持窦律，无卒中和体循环栓塞发生，结果说明，导管消融联合左心耳封堵一站式手术可安全、成功地开展[90]。上海市第十人民医院徐亚伟教授团队报道 74 例冷冻球囊消融联合左心耳封堵治疗的 2 年随访结果，手术成功率 62%，口服抗凝药物停药率达 97.2%，2 例患者死亡，分别因心肌梗死和出血性卒中引起，72 例患者行经食道超声检查，发现 1 例装置相关血栓和 1 例严重残余漏，研究结果表明，导管消融联合左心耳封堵一站式手术具有良好的长期有效性和安全性[91]。

中国心房颤动患者行经皮左心耳封堵术的真实世界研究采集 2018 年 11 月至 2019 年 11 月中国房颤中心数据库中行左心耳封堵手术的房颤病例资料，纳入全国 175 家医院共 2001 份符合研究标准的病例，其中男性 1178 例（58.9%），平均年龄 69.4 岁，年龄范围 29~91 岁，阵发性房颤 892 例（44.6%），CHA_2DS_2-VASc 评分平均 3.7 分，HAS-BLED 评分平均 3.9 分；封堵器以 Watchman 封堵器（63.8%）为主，手术成功率 98.9%，手术并发症 7.4%，残余分流 5.1%，术终窦性心律 63.4%。与单纯封堵组相比，一站式组的患者年龄较小、阵发性房颤比例高、CHA_2DS_2-VASc 评分较高、HAS-BLED 评分较低、残余分流率较低、术终窦性心律比例较高，而手术成功率和并发症总发生率相近。研究结果提示，我国房颤患者行经皮左心耳封堵术的成功率高，严重并发症发生率低；左心耳封堵术联合导管消融手术未增加手术并发症，但可显著提高术终窦性心律比例[92]。

第三章　心房颤动临床研究的现状与趋势

一、房颤经导管射频消融治疗的临床研究

针对持续性房颤的消融策略，江苏省人民医院陈明龙教授进行了一项单中心队列研究[67]。该研究比较了非阵发性房颤环肺静脉消融及三尖瓣峡部消融后再对左心房的低电压区进行基质改良是否优于传统的递进式消融策略。研究共纳入 86 例非阵发性房颤患者，另纳入 78 例性别和年龄匹配并接受传统递进式消融策略的非阵发性房颤患者进行比较。研究组中，79 例患者在环肺静脉消融及三尖瓣峡部消融后成功经电复律转为窦性心律，其中 55 例患者存在低电压区并接受基质改良。在大于 30 个月的随访中，两年维持窦性心律的比例在试验组为 69.8%，对照组为 51.3%。单次手术后房速的发生率为 3.5% 和 30%（$P = 0.0003$）。该研究显示，对于非阵发性房颤，在完成环肺静脉消融及三尖瓣峡部消融后，在窦性心律下对左心房的低电压区进行基质改良的临床效果优于传统的递进式消融策略。在此基础上，陈明龙教授进一步组织了前瞻性、多中心随机对照试验评估环肺静脉消融后窦性心律下对左心房的低电压区进行基质改良对非阵发性房颤的疗效。研究共纳入 229 例有症状的非阵发性房颤患者，随机分为基质改良组（$n = 114$）和递进式消融组（$n = 115$）。一级终点为单次手术后 18 个月未服用抗心律失常药物发生 30 秒以上房性心动过速的比例。平均随访 18 个月，基质改良组和递进式消融组分别有 74.0% 和 71.5% 的病人维持窦性心律（$P = 0.325$）。基质消融组的手术时间、环肺静脉消融后的透视时间以及放电时间均显著低于递进式消融组。这两项研究提示，对于非阵发性房颤，环肺静脉消融及三尖瓣峡部消融后在窦性心律下对左心房的低电压区进行基质改良是一种简单、有效的个体化消融策略[68]。

上海交通大学附属上海胸科医院的刘旭教授对长程持续性房颤的消融终点进行了探讨[93]。研究共纳入 400 例长程持续性房颤患者。所有患者均接受 CCL 消融策略，即环肺静脉电隔离+心房碎裂电位消融+线性消融（二尖瓣峡部线、左房顶部线），并随机分为试验组（追求术中房颤终止）和对照组（仅完成消融策略达到技术终点）。结果显示，试验组

房颤转为窦性心律和房速的比例分别为 18.1% 和 44.7%，显著高于对照组（窦性心律 3.5%，房速 23.7%，$P<0.01$），但试验组的手术时间、放电时间和 X 线透视时间均显著长于对照组。平均随访 42 个月，单次和多次手术的成功率在试验组和对照组并无显著差异。该研究提示，对于长程持续性房颤，追求术中房颤终止并不能提高远期临床疗效。

对于阵发性房颤单纯行环肺静脉隔离（PVI）无法终止的房颤，需要进行哪些附加方法干预目前仍没有定论。我国秦牧、刘旭等[94]对这类患者在 PVI 的基础上附加驱动消融（Driver 消融）和单纯 PVI 组进行比较，对房颤即刻终止率（转为房扑、房颤周长延长 30ms、转为窦律）及窦律维持、房颤负荷及安全性进行比较。该研究实验组于 2017 年 7—9 月入选了 49 例药物治疗无效的阵发性房颤患者，行 PVI 术附加 Driver 消融。PVI 组则入选了 49 例药物治疗无效的症状性房颤患者，行 PVI 术。对照组入选标准参照患者的年龄、性别、左房的直径、左室收缩功能及房颤发作的频率。Driver 通过双极电极信号来定义，Pentaray 电极上至少有 3 个相邻的电极传导离散度高于房颤平均周长。房颤平均周长通过 Pentaray 在左、右心耳及冠状静脉窦电极连续记录 10 个心搏后得出。电压小于 0.05mV 的碎裂电位或周长小于 120ms 的快速电位不在离散度分析范围。研究结果，PVI 组同对照组相比，房颤的病史更长（$P<0.05$）。两组在年龄、左房大小、CHA_2DS_2-VASc 评分、高血压病史、冠心病、服用抗心律失常药物方面无统计学差异。PVI+Driver 组在手术时间和消融时间上较 PVI 组长（$P<0.05$），PVI+Driver 组在行 PVI 前共标测到 87 个 Driver，最常见的 Driver 分布区域在左房顶部（$n=27$，55%.1%），肺静脉前庭（$n=23$，46.9%），下后壁（$n=11$，22.4%）。行 PVI 后重新标测左房并记录到 49 处 Driver，肺静脉前庭处在行 PVI 后所有 Driver 消失，肺静脉外所标测到的 Driver 较 PVI 前减少，尤其在间隔部。PVI 后最常见的 Driver 分布区域位于顶部（$n=21$，42.8%），下后壁（$n=11$，35.2%）和底部（$n=7$，14.3%）。PVI+Driver 组术中房颤终止转为窦律或房扑共 46 例（93.9%），而 PVI 组为 13 例（40.6%），PVI+Driver 组行 PVI 后房颤终止仅 14 例（30.4%），大部分患者在行 Driver 消融后房颤终止（$n=32$，69.5%）。两组中位数随访 237 天，都无相关并发症发生（如心包填塞、死亡、心肌梗死、卒中）。随访 3 个月两组房性心律失常发生率无统计学差异（89.8% vs 95.9%，$P=0.239$）。随访 6 个月 PVI+Driver 组窦性心律维持（无论是服用还是未服用抗心律失常药物）高于 PVI 组（91.6% vs 72.4%，$P=0.02$）。研究结论：（1）对于阵发性房颤应用离散度方法行 Driver 标测和消融是安全有效的。（2）大部分 Driver 分布区域远离肺静脉口，主要分布在顶部和间隔部。（3）PVI 附加 Driver 消融策略能增加房颤终止率并改善临床结果。

目前导管射频消融对持续性房颤和长程持续性房颤患者的远期效果仍不清楚。我国吴钢、黄从新等对持续性房颤和长程持续性房颤患者进行了前瞻性、多中心、随机对照研究[65]（CAPA 研究）。该研究将上述房颤患者分为两组，导管消融组和药物治疗组，观察这两组患者的临床预后。从国内 30 个研究中心入选 648 例患者，随机分为导管消融组（$n=327$）和药物治疗组（$n=321$）。消融组消融策略为递进式消融策略，首先行 PVI 术，若不能转为窦性心律，继续行线性消融，并且在窦律下验证线性消融达到双向阻滞。如果线性消融后依旧无法恢复窦律，继续在高精密度标测导管指引下行碎裂电位消融。如果行 PVI 附加线性消融后房颤仍未能终止，行电复律后转为窦性心律。空白期 3 个月后，心律失常复发定义为通过心电图或者心电记录事件仪记录超过 30 秒以上的房颤、房扑、房速。首次消融后 3 个月后可重复消融。入选药物治疗组被推荐行节律控制，包括电复律和药物复律，抗心律失常药物包括胺碘酮、普罗帕酮、伊布利特。主要研究终点为卒中/短暂性脑缺血（TIA）、系统性栓塞、主要大出血、新发心衰。随访 54.2 ± 10.6 月，主要终点事件发生率消融组明显低于药物组（10.4% vs 17.4%，HR 0.59，CI $0.48\sim0.75$，$P<0.001$），卒中/TIA 发生率明显降低（4.2% vs 7.2%，$P<0.001$）。此外，消融组新发心衰率较药物组低（2.8% vs 7.2%，$P<0.001$）。消融组窦性心律维持比例较药物组更高（60.6% vs 20.9%，$P=0.001$）。消融组 6 分钟步行距离和生活质量在随访末期均有改善。研究结论，对于持续性或长程持续性房颤行射频消融治疗，相较于药物治疗能减少卒中/短暂性脑缺血（TIA）发生，减少新发心衰发生率，能够改善患者的生活质量。

年龄超过 80 岁的老年房颤患者由于合并较多基础疾病，伴有器官功能下降，耐受力较差等原因，大部分研究中心较少对这类患者行导管消融治疗。迄今，仅有较少的中心报道小样本的老年房颤患者接受导管消融安全和有效性的研究。我国 Zhou 等评价了老年房颤患者行射频消融临床有效性及安全性研究[95]。该研究共入组 333 例年龄大于 60 岁房颤患者，分为两组，一组年龄超过 80 岁，二组年龄为 $60\sim79$ 岁。所有患者均行压力导管（Thermo-cool Smart Touch or SF，Biosense Webster）射频消融及抗凝治疗，并至少随访 12 个月。消融方案采用功率模式（$25\sim35$W）及 AI 辅助下逐点消融，PVI 后房颤未能终止继续行线性消融。上述策略干预后仍为房颤则行电复律。如果发生房速，则行拖带及激动标测明确心动过速机制，并行局灶性消融或峡部消融，并在窦律下验证消融径线达到双向阻滞。主要并发症定义为手术相关死亡、心房食管瘘、膈神经麻痹、肺静脉狭窄、心包填塞、大出血（须行输血）、卒中及系统性栓塞。手术成功定义为空白期后未服用抗心律药物无房速/房颤发作，或房速/房颤发作持续时间不超过 30s。研究结果，一组（$n=89$ 年龄超过 80 岁）较二组（$n=244$ 年龄为 $60\sim79$）在糖尿病患病率（36.1% vs 22.1%，$P=0.011$）、BMI（23.4 ± 3.1kg/m^2 vs 24.9 ± 3.4 kg/m^2，$P=0.001$）、肌酐清除率（56.9 ± 16.5mL/min vs 83.3 ± 24.5mL/min，$P<0.001$）、CHA$_2$DS$_2$-VASc（4.3 ± 1.3 vs 3.3 ± 1.4，$P<0.001$）及 HAS-BLED（2.2 ± 0.8 vs 1.8 ± 0.8，$P<0.001$）评分比较上有统计学差异。两组都完成广泛的肺静脉前庭隔离，两组在手术时间、消融时间、透视时间及并发症无统计学差异（$P>0.05$）。平均随访 24.4 ± 9.6 月，两组的成功率无统计学差异（78.2% vs 78.9%，$P=0.622$）。研究结论对年龄大于 80 岁房颤患者行压力导管射频消融治疗是安全有效的。

二、房颤经导管冷冻消融治疗的临床研究

随着冷冻球囊消融技术的普及，房颤经导管冷冻球囊消融也取得了初步的成果，不同电生理中心陆续报道了房颤冷冻球囊消融的中长期结果。2016 年，上海交通大学医学院附属瑞金医院的吴立群教授报道了阵发性房颤患者接受冷冻球囊消融的安全性及远期临床有效性[96]。该研究连续入选 2013 年 12 月至 2015 年 3 月在上海交通大学医学院附属瑞金医院接受冷冻球囊消融治疗的阵发性房颤患者共 118 例，主要研究终点为空白期（术后 90d）后发生的房颤事件；同时观察分析肺静脉隔离成功率，手术时间、X 线曝光时间及并发症等临床参数。术后随访患者至少 1 年以上，观察冷冻球囊消融远期临床疗效。结果显示，共 110 例患者（男 77 例，平均年龄 60.1±10.7 岁）最终完成终点事件的随访。平均随访 15.9±5.7 个月，27 例患者（男 20 例）空白期后记录到 >30s 的房颤事件达到研究终点，Kaplan-Meier 生存曲线估测的 1 年期无房颤复发率为 77.3%。肺静脉隔离成功率为 98.3%，平均手术时间为 110.3±12.2min，平均 X 线曝光时间为 18.6±5.5min。所有患者围术期未发生心脏压塞、左心房食管瘘及症状性肺静脉狭窄等严重并发症。2.54%（3 例）的患者发生一过性膈神经损伤，3 例患者膈神经功能于随访 5 个月时恢复正常。该研究提示，冷冻球囊消融治疗阵发性房颤具有良好的安全性及远期有效性。

北京阜外医院张澍教授亦报道了冷冻球囊消融治疗房颤的一年随访结果[97]。该研究连续入选 2013 年 12 月至 2015 年 3 月于阜外医院心律失常中心接受单一术者实施冷冻球囊消融的房颤患者 98 例。将病例按手术先后编号分成 4 组，观察平均操作时间、平均 X 线曝光时间、平均单位体重 X 线剂量变化。分析肺静脉隔离率、学习曲线、随访 1 年房颤无复发率和并发症情况。结果显示，98 例行冷冻球囊消融房颤患者中，男 57 例（58.2%），女 41 例（41.8%），平均年龄为 51.4±11.9 岁，阵发性房颤 91 例，持续性房颤 7 例。冷冻球囊的肺静脉隔离率为 93.2%（369/396 支）。将 98 例患者按手术时间顺序分成 4 组，平均操作时间、平均 X 线曝光时间、平均单位体重 X 线剂量均逐渐下降，其中平均操作时间、平均 X 线曝光时间下降差异具有统计学意义（$P<0.001$）。中位随访天数 359d，有效随访 93 例，单次冷冻消融无复发率 71.0%（66/93 例）。其中阵发性房颤无复发率 72.1%（62/86 例），持续性房颤无复发率 57.1%（4/7 例）。阵发性房颤无复发率高于持续性，但差异无统计学意义（$P=0.25$）。冷冻球囊消融相关主要并发症为膈神经麻痹（1 例，在随访期间恢复）和股静脉穿刺相关血管并发症（2 例）。该研究提示，冷冻球囊消融隔离肺静脉治疗房颤安全有效。冷冻球囊消融的主要并发症之一膈神经麻痹通常可预防且可恢复。

2018 年，上海交通大学医学院附属瑞金医院的吴立群教授再次报道了一代冷冻球囊消融治疗阵发性房颤的长期临床结果[98]。该研究回顾性分析 2013 年 12 月至 2015 年 6 月在上海交通大学医学院附属瑞金医院行冷冻球囊消融术的阵发性房颤患者 146 例，首选 28mm 一代冷冻球囊，如反复消融未达到术中肺静脉隔离，则选择 23mm 球囊再次进行消融。随访复发情况，主要终点是空白期（手术后 90d）后发生的房颤事件，同时分析房颤远期复发的预测因素。结果显示，肺静脉隔离成功率达 97.3%，平均手术时间 99.7±23.8min，随访 30.3±6.1 个月后手术成功率为 63.0%（92/146）。围手术期及术后随访期间，发生动静脉瘘 1 例，急性脑梗死 1 例，膈神经麻痹 3 例，所有患者均未发生心包填塞、左心房食管瘘及症状性肺静脉狭窄等严重并发症。多因素 Logistic 回归分析显示术前左心房容积和尿酸水平是远期房颤复发的危险因素。该研究提示，运用一代冷冻球囊治疗阵发性具有良好的安全性及远期有效性，同时术前患者左心房容积和血清尿酸水平是冷冻球囊消融术后晚期房颤复发的危险因素。

肺静脉隔离是房颤导管消融治疗的基石，经导管冷冻球囊消融技术是近年出现的实现肺静脉隔离新的消融方法。2019 年，同济大学医学院附属上海第十人民医院的徐亚伟教授报道了老年房颤患者接受一代冷冻球囊消融的安全性和有效性[75]。该研究入选 2016 年 1 月至 2018 年 1 月在上海第十人民医院接受一代冷冻球囊消融治疗的阵发性（$n=603$）或持续性房颤（$n=74$）患者共 677 例。所有入选患者均为经药物治疗效果不佳的非瓣膜性房颤患者，其中老年组（年龄≥75 岁）127 例，非老年组（年龄<75 岁）520 例。随访记录患者空白期（术后 90d）后房颤复发事件、围手术期及术后并发症事件以评价手术有效性和安全性。结果显示，老年组 CHA_2DS_2-VASc 和 HAS-BLED 评分分别为 4.8±1.6 和 2.0±0.8，显著高于非老年组（CHA_2DS_2-VASc 评分：2.6±1.7，HAS-BLED 评分：1.8±0.8，$P<0.01$），但两组即刻肺静脉隔离成功率差异无统计学意义（非老年组 99.11% vs 老年组 98.98%，$P=0.99$）。经过平均 12.8±9.6 个月随访，老年组和非老年组 1 年期无房颤复发率分别为 85.8% 和 80.6%，进一步 Kaplan-Meier 生存曲线分析显示无房颤复发率在两组间差异无统计学意义（log-rank $P=0.46$）。多因素 Cox 风险回归分析结果显示年龄不是冷冻球囊消融术后房颤复发的预测因素。两组围手术期并发症（术中迷走神经反应、一过性膈神经麻痹和心包填塞）及术后并发症（卒中事件和主要出血事件）发生率差异均无统计学意义。该研究提示，与非老年房颤患者相比，老年房颤患者接受冷冻球囊消融治疗具有相似的安全性和有效性。

2021 年，北部战区总医院韩雅琳教授亦报道了二代冷冻球囊消融治疗老年房颤的安全性和有效性[99]。该研究连续纳入 2016 年 8 月至 2018 年 12 月于北部战区总医院应用二代冷冻球囊行肺静脉隔离的房颤患者共 760 例。随访记录各年龄人群术后房颤复发率。对年龄≥75 岁的老年组与年龄<75 岁的对照组患者（按 1:2 倾向评分相匹配）围术期并发症及

术后房颤复发率进行比较。结果显示，各年龄组房颤复发率分别为：中青年组（年龄≤44岁）34.7%（25/72），中年组（年龄45～59岁）29.2%（78/267），年轻老年组（年龄60～74岁）32.2%（119/369），老年组（年龄≥75岁）32.5%（13/40），各年龄组房颤复发率差异无统计学意义（$P>0.05$）。在进一步的1：2倾向性评分匹配分析中，老年组和对照组分别入选37例和74例患者。70.3%（26/37）的老年组患者术后无房性心律失常复发，67.6%（50/74）的对照组患者无房性心律失常复发，两者无统计学差异（$P>0.05$）。老年组和对照组术中均未出现严重并发症。老年组中7例（18.9%，7/37）患者术中出现迷走神经反应，对照组中20例（27.0%，20/74）患者术中出现迷走神经反应，两组差异无统计学意义（$P>0.05$）。该研究提示，对老年房颤患者（年龄≥75岁）运用二代冷冻球囊行房颤肺静脉隔离是一种安全有效的方法，其术后房颤复发率、术中并发症、手术时间及术中 X 线曝光量等与75岁以下人群相比差异无统计学意义。

三、房颤经导管脉冲消融治疗的临床研究

房颤消融的能源除射频电、冷冻外，脉冲消融已成为房颤消融治疗的最新技术。脉冲消融是一种非热消融技术，它使用高振幅脉冲电场、以不可逆电穿孔机制消融组织。将脉冲电场用作房颤导管消融的替代能源，已是当前的研究热点。目前国际上关于脉冲消融运用于房颤消融的研究已有相关报道，但也处于初步探索阶段，尤其是远期临床效果尚未明确。在此期间，国内对脉冲消融也进行了一些探索。武汉大学人民医院江洪教授团队报道了脉冲消融治疗阵发性房颤的初步临床应用。该研究纳入了5例阵发性房颤患者，评估了手术成功率和相关并发症。结果显示，5例患者均成功完成脉冲场消融，20根肺静脉均实现肺静脉隔离（100%）。与脉冲消融前相比，脉冲消融后患者左房与肺静脉交界处电压明显降低，左房-肺静脉间出现双向传导阻滞；消融前后膈肌运动幅度未见明显改变；术中疼痛较轻或无；术后未见急性脑血管事件。因此，该研究初步证实脉冲消融治疗阵发性房颤隔离肺静脉有效，且无明显并发症发生[100]。

四、房颤药物治疗的临床研究

纵观国际上有关房颤药物治疗的临床研究，经典的抗心律失常药物治疗房颤的临床效果不尽如人意。在此期间，我国也进行了一些探索，总体来看，我国该领域的临床研究不多。

2020 年南昌大学附属第二医院陈琦等报道了静脉注射不同剂量的尼非卡兰在转复房颤消融术后持续性房颤的效果和安全性研究。该研究是一项单中心、随机对照研究。所有受试者均静脉注射尼非卡兰或者安慰剂，尼非卡兰的给药剂量为 0.3mg/kg、0.4mg/kg 和 0.5mg/kg，这三种剂量尼非卡兰的转复窦率分别为 48.2%、64.5% 和 66.4%，安慰剂组为 3.6%。然而三种剂量发生 VF/TdP 的概率分别为 0%、1.8% 和 10%。因此，该研究表明考虑获益与风险比，在射频消融治疗持续性房颤期间，建议选择静脉注射 0.4mg/kg 剂量的尼非卡兰用于房颤转复。

都渝研究了胺碘酮对阵发性房颤患者射频消融术后近远期复发情况及心房结构的影响[101]。他回顾性分析 2012 年 12 月至 2014 年 12 月收治的 100 例阵发性心房颤动患者的临床资料。所有患者均行射频消融术，根据术后用药方案的不同将其分为对照组（常规治疗+氯沙坦）和观察组（在对照组的基础上加用胺碘酮）。比较两组术后 1 周、1 个月、3 个月、12 个月、18 个月复发情况。结果发现两组患者术后 1 周复发率比较，差异无统计学意义（$P>0.05$）；观察组术后 1 个月、3 个月、12 个月、18 个月复发率均显著低于对照组，差异具有统计学意义。观察组、对照组术后 3 个月、6 个月血清 hs-CRP 水平显著高于术前，观察组术后 3 个月、6 个月、18 个月血清 hs-CRP 水平显著低于对照组，差异有统计学意义。结果提示，胺碘酮能够降低射频消融术后患者体内炎症反应，显著降低阵发性房颤射频消融术后的近远期复发率。

2019 年武汉大学人民医院赵庆彦等报道了内关穴针灸联合胺碘酮治疗对持续性房颤患者肺静脉隔离后房颤早期复发的随机对照研究。该研究共纳入 85 名持续性房颤患者，然后随机分为对照组（$n=45$）和针灸组（$n=40$）。对照组中，患者肺静脉隔离术后第一天开始口服胺碘酮。针灸组与对照组一样术后第一天开始口服胺碘酮，但是增加连续 7 天的内关穴针灸疗法。研究发现，3 个月后针灸组房颤早期复发率显著低于对照组（12.5% vs 33.3%，$P=0.039$）。与术前相比，消融术后两组炎症因子水平均显著升高。但与对照组相比，针灸组术后炎症因子水平显著降低。在多变量分析中，内关穴针灸是房颤消融术后早期复发率降低相关的独立因素。该研究表明，内关穴针灸联合胺碘酮在降低持续性房颤患者肺静脉隔离术后房颤早期复发率方面优于单用胺碘酮，其疗效可能与其降低炎症反应有关。

为了解国内房颤患者中抗心律失常药物使用情况并评价其安全性，何榕报道了 2011 年 1 月至 2013 年 12 月中国心房颤动注册研究中曾使用抗心律失常药物治疗的房颤患者 4008 例[102]，调查胺碘酮、普罗帕酮、索他洛尔和莫雷西嗪的使用情况，对患者进行定期随访，记录停药及不良反应。结果显示，所有使用抗心律失常药物的心房颤动患者中，2579 例（64.3%）服用胺碘酮，1247 例（31.1%）服用普罗帕酮者，服用索他洛尔和莫雷西嗪者仅有 148 例（3.7%）和 34 例（0.8%）。服用胺碘酮的患者合并冠心病、非缺血性心肌病和心力衰竭比例明显高于服用普罗帕酮患者。服用胺碘酮、普罗帕酮、索他洛尔和莫雷西嗪的房颤患者随访 24 个月过程中停药比例分别为 28.8%、25.1%、14.2% 和 32.4%。结果提示，我国房颤患者中胺碘酮和普罗帕酮是使用最多的抗心律失常药物，医生对于抗心律失常药物处方较规范，基本符合指南推荐；抗心律失常药物治疗中也存在很高处方停药率，说明当前房颤治疗领域仍然缺乏理想药物。

进来有研究报道了中成药治疗房颤的临床研究。周继强分析了参松养心胶囊与胺碘酮联用治疗阵发性房颤的临床疗效[103]，204 例阵发性房颤患者，采用随机数表法分为 A 组和 B 组，各 102 例。B 组患者接受地高辛、利尿剂等常规治疗；A 组患者在此基础上给予参松养心胶囊与胺碘酮联用治疗。对两组患者的临床疗效、房颤发作频率、6min 步行距离与生活质量进行观察对比。结果 A 组的临床总有效率为 86.27%，高于 B 组的 84.31%，但组间比较差异无统计学意义（P>0.05）。A 组治疗前后的房颤发作频率分别为 12.58±3.25 次/周和 8.25±3.21 次/周，治疗前后的 6min 步行距离分别为 285.73±67.45m 和 378.85±78.45m；B 组治疗前后的房颤发作频率分别为 13.12±4.03 次/周和 10.89±3.86 次/周，治疗前后的 6min 步行距离分别为 287.47±69.05m 和 342.16±75.37m。两组患者治疗后的房颤发作频率及 6min 步行距离均优于治疗前，且 A 组治疗后的房颤发作频率、6min 步行距离均优于 B 组（P<0.05）。结果提示，参松养心胶囊与胺碘酮联用治疗阵发性房颤的疗效较好，且能够显著降低房颤的发作频率。另有研究也发现，稳心颗粒也明显降低房颤术后复发，稳心颗粒联合胺碘酮组术后 6 个月及 12 个月降低房颤复发明显优于胺碘酮[104]。

2018 年福建省心血管病研究所陈慧等报道了阿司匹林联合中成药脑心通胶囊对比华法林在预防老年非瓣膜性房颤患者脑卒中及出血风险的随机对照研究。该研究共纳入 151 名非瓣膜性房颤患者并且 VKORC1-1639 位点为 AA 基因型（对华法林敏感基因型）。然后随机分为阿司匹林联合脑心通胶囊组或者华法林组（维持 PT-INR 2~3 之间），主要研究终点包括缺血性卒中和死亡，次要终点包括出血事件，随访时间至少 1 年。研究发现，两组之间的基线临床数据和主要终点事件发生率相似。然而，阿司匹林联合脑心通胶囊组中严重出血事件发生率显著低于华法林组（0% vs 7.9%，P=0.028）。该研究提示，阿司匹林联合脑心通胶囊可能为不能耐受华法林的老年非瓣膜性房颤患者预防缺血性卒中提供替代治疗。

天津医科大学第二医院李广平等组织开展的一项多中心、随机、开放性临床研究正在进行，该研究旨在比较血管紧张素 Ⅱ 受体拮抗剂和他汀类药物在房颤"上游治疗"的作用[105]。该研究有 15 个中心参与，纳入 1879 例使用缬沙坦或氟伐他汀治疗非永久性房颤合并高血压的患者。主要终点事件为在 2 年随访期内，经时长 7 天的 Holter 证实的阵发性房颤转为持续性或永久性房颤，持续性房颤转为永久性房颤以及永久性房颤复发。次要终点事件包括：致命性或非致命性心肌梗死、心衰（NYHA 分级 Ⅲ ～ Ⅳ 级）、房颤射频消融术、超声证实的左房内径改变、卒中、心血管原因死亡、全因死亡。该研究是中国人群中首个针对非永久性房颤合并高血压的大样本临床研究。该研究结果对房颤的"上游治疗"的策略选择有重要意义。

2021 年福建医科大学附属协和医院陈建华等研究了射频消融术联合螺内酯在控制房颤射频消融术后房颤复发影响的研究。该研究共招募了 203 名阵发性或者持续性房颤（病程 ≤12 月）接受射频消融术且术中成功转窦患者，随机分为两组，其中螺内酯联合治疗组 102 名，对照组（单独 PVI 组）101 名患者，随访 12 个月。研究发现，射频消融联合螺内酯治疗组与对照组的无房颤生存率为 85.5% vs 73.5%，两组间有统计学差异（$P = 0.033$）。并且螺内酯治疗组患者血中 AngⅡ、ALD、NT-proBNP 以及左心房内径较单纯手术组明显下降。该研究表明，射频消融联合螺内酯治疗可降低房颤术后房颤复发率，治疗效果可能与其拮抗 ALD 和 AngⅡ 水平有关。

2018 年广西医科大学附属第一医院报道了关于利伐沙班与华法林在非瓣膜性房颤合并左心房/左心耳血栓的疗效和安全性的对比研究。该研究招募 2013 年 1 月至 2016 年 6 月间发生左心房/左心耳血栓的 80 例房颤患者，随机分为华法林组（$n = 40$）和利伐沙班组（$n = 40$）。治疗 6 周后，经食道超声检查发现利伐沙班组血栓的平均长度、宽度和面积均显著低于华法林组。两组均未发生大面积或者致死性出血和缺血性卒中。该研究表明，20mg 剂量的利伐沙班对非瓣膜性房颤患者的左心房/左心耳血栓消退更有效。

综上所述，关于房颤药物治疗的临床研究由经典的抗心律失常药物向非抗心律失常药物（包括血管紧张素转换酶抑制剂、血管紧张素 Ⅱ 受体拮抗剂、醛固酮受体拮抗剂、他汀类药物等）方面转变。该转变与房颤预防思路的转变密切相关：对于房颤的一级预防，通过改变房颤发生的基质，即"上游治疗"来预防房颤是上策，而使用抗心律失常药物来治疗和预防房颤是下策。同时，我国临床应用的中成药以及传统的针灸疗法也显示出有明显的降低房颤复发的作用，且相关副作用少，但这些药物的长期效果及对患者远期预后和生存率如何还需大规模临床研究进一步证实。

五、与房颤相关卒中的临床研究

抗凝治疗是房颤卒中预防的核心。随着对房颤卒中预防的重视程度的提高，我国近年来完成了多项房颤相关卒中的大规模、前瞻性、随机对照临床试验，弥补了我国该领域研究资料的空白，为我国房颤患者抗凝治疗的优化提供了现实依据，并有多项研究成果发表在国外影响力较高的杂志上，较有代表性的研究成果如下：

四川大学华西医院刘鸣等进行的一项卒中研究分析了缺血性卒中合并房颤的预后情况[106]。该研究纳入了从 2002 年 3 月至 2008 年 12 月间初发缺血性卒中的患者 2683 例，采集患者的人口统计学资料、危险因子、药物治疗方案、卒中相关并发症以及 3 个月、6 个月、1 年的死亡和伤残数据，分析死亡和伤残的预测因子。结果显示：在 2683 例患者中，房颤患者共 366 例（13.6%），其中瓣膜性房颤 153 例（41.8%）。与非房颤患者相比，房颤患者年龄更大，入院时美国国立卫生院卒中量表（national institute of health stroke scale，NIHSS）评分更高，住院期间发生出血性转化、肺部感染、泌尿系统感染、急性消化道出血、电解质紊乱、急性肾衰竭、尿失禁的比例更高。服用口服抗凝药的房颤患者，在卒中发生前占 3.3%，出院时占 14.2%。房颤患者在 3 个月、6 个月和 1 年的随访中发生残疾和死亡的比例均更高。多元回归分析显示，房颤、年龄、NIHSS 评分是随访 3 个月、6 个月和 1 年后患者死亡的独立预测因子。该研究提示，与非房颤患者相比，缺血性卒中合并房颤的患者预后更差，卒中相关并发症的发生率和死亡率均更高。口服抗凝药在房颤患者中的使用不足。该研究充分反映出房颤引发卒中的严重性、危害性，提示应加强房颤患者的卒中预防。

GARFIELD 研究的中国区数据反映出我国房颤抗凝治疗的总体概况，现状仍不容乐观。GARFIELD 研究为一项前瞻性伴部分回顾性、多中心、观察性注册研究，纳入了 19 个国家 540 个医疗机构的 10614 例新诊断的非瓣膜性房颤患者，其中中国地区共纳入 805 例患者[107]。中国亚组数据显示：$CHADS_2 \geq 2$ 分的患者占 48.5%，即接近一半的患者应进行抗凝治疗；$CHA_2DS_2\text{-}VASc \geq 2$ 分的患者占 78.3%，应接受抗凝治疗的患者比例更高，而中国的中高危患者中不足 1/3 接受抗凝治疗，超过 1/2 的中高危房颤患者接受抗血小板治疗，近 1/5 的中高危房颤患者未接受任何抗凝治疗。该研究提示，我国抗凝治疗与欧美国家相比，仍十分不足；我国使用抗血小板治疗的患者比例不断增加。

我国云南省一项基于拥有 1000 万人的医疗保险数据库的研究，进行了新发房颤患者的时间趋势分析[108]。该研究随机抽取了 2001 年至 2012 年间的 471446 例患者，其中房颤患者 1237 例，包括 921 例新发房颤（4859 人年）。结果显示，总抗栓治疗率为 37.7%，其中华法林为 4.1%，阿司匹林为 32.3%。抗栓治疗与卒中/出血风险无显著相关性。抗栓药物（以阿司匹林为主）的使用，随时间推延而增加，在男性患者中由 2007 年的 4.0% 增至 2012 年的 46.1%，在女性患者中由 2007 年的 7.7% 增至 2012 年的 61.9%。在全体队列中，每年的卒中发生率约为 6%，严重出血事件发生率约为 1%。与无抗栓治疗相比，使用阿司匹林和华法林的患者发生缺血性卒中的风险比分别为 0.68 和 1.39。该研究提示，在中国新发房颤患者中，阿司匹林的使用率有所增加，但其与患者卒中及出血风险无关。而华法林的使用率仍很低。

China QUEST 注册研究，作为一项多中心、前瞻性、62 家单位参与的"中国卒中管理与治疗评价"的临床研究，对我国卒中合并房颤患者抗凝治疗的有关因素进行了分析[109]。该研究对 499 例房颤患者进行了 1 年期随访。采用 Logistic 回归分析确定口服抗凝药使用的独立预测因子。499 例卒中合并房颤患者中，口服抗凝药的总体使用率为 20%，其中卒中前、卒中后、3 个月、12 个月的使用率分别为 8%、11%、13% 和 10%。口服抗凝药使用的独立预测因子包括年轻患者、非体力劳动者和较少的心血管危险因子。该研究提示，我国卒中合并房颤的患者使用口服抗凝药的比例低于西方国家。而口服抗凝药的使用在年轻患者、非体力劳动者和心血管危险因子较少的患者中更为普遍。

西安交通大学第一附属医院罗国刚等分析了急性缺血性卒中患者心房颤动的发生率和抗凝治疗情况[110]。该研究纳入了我国西北地区 5 家医院 2018 年 4 月至 2019 年 8 月 344 例急性缺血性卒中患者，其中 237 例既往合并房颤患者和 107 例住院期间新发房颤患者。研究显示，在既往合并房颤患者中，154 例需服用抗凝药物，而实际服用比例很低（30.5%，47/154）；对于大面积脑梗死患者（43.0%，148/344），房颤知晓率为 65.5%（97/148）；在具有心脏彩超结果的大面积脑梗死合并房颤组（60 名）中，50 例患者具有口服抗凝药物适应证，然而只有 22.0%（11/50）服用了抗凝药物，并且均未到达指南要求的抗凝药物标准。该研究揭示，我国西北地区急性缺血性脑卒中合并房颤患者的房颤知晓率低、抗凝药物使用率低、符合抗凝药物指南标准的比率低。

四川大学华西医院刘鸣等分析了中国人群房颤相关缺血性脑卒中的时间趋势和抗凝药物的使用情况[111]。该研究纳入 2010 年 1 月 1 日至 2017 年 12 月 31 日 4357 名急性缺血性脑卒中患者，比较了 2 年（2010—2011 年、2012—2013 年、2014—2015 年和 2016—2017 年）内房颤相关缺血性脑中风的时间趋势。采用多变量 Logistic 回归模型评估出院时非抗凝药物相关的变量。结果显示，8 年来，房颤相关缺血性脑卒中发生率并未降低。随着时间推移，出院时服用抗凝剂的房颤患者比例增加，而接受抗血小板治疗的比例下降。出院时使用非维生素 K 拮抗剂口服抗凝剂的使用率仍然很低。年龄较大、入院时 NIHSS 评分较高、存在无症状性出血转化和症状性出血转化与出院时未使用抗凝药物独立相关。然而，在入院前已诊断为房颤并接受过抗凝治疗的患者，在出院时更有可能接受抗凝治疗。该研究阐明，在中国缺血性脑卒中人群中，抗凝药物的使用虽有所增加但仍然很低，因此需进一步研究如何优化缺血性脑卒中患者出院时抗凝药物使用。

CRAF 注册研究作为一项多中心、横断面研究，旨在调查中国各类房颤患者的卒中风险状况、抗血栓治疗和生活质量的现状[57]。该研究分析了 2012 年 7 月至 2012 年 12 月从 111 家医院连续入组 3562 例非瓣膜性房颤患者和 599 例风湿性瓣膜性房颤患者。结果显示，31.7% 的患者接受了抗凝治疗，61.2% 的患者接受了抗血小板治疗。瓣膜性房颤患者的抗凝治疗率高于非瓣膜性房颤患者。抗凝药物的使用率东北地区最低，中部地区最高。与非瓣膜性房颤抗凝药物使用不足相关的独立危险因素是年龄、收缩压、非中部地区、非三级医院以及新发或阵发性房颤。对于瓣膜性房颤患者，其独立因素是年龄、阵发性房颤、在二级医院治疗、收缩压、舒张压、冠心病史和未接受抗心律失常药物治疗。接受抗凝药物治疗的患者在某些生活质量方面的表现明显优于未接受抗栓治疗的患者。该研究表明，在中国瓣膜性房颤和非瓣膜性房颤患者中，尽管使用抗凝药物与更好的生活质量相关，但抗凝药物仍使用不足，而抗血小板药物却被过度使用。此外，瓣膜性房颤和非瓣膜性房颤患者抗凝药物使用不足的危险因素并不相同。

中国医科大学第一医院张子新等人探讨了老年非瓣膜性持续性房颤患者的抗栓治疗现状[112]。该研究纳入 2015 年 1 月至 2017 年 6 月 300 名患者，患者分为 2 组：第 1 组(从 65 岁到 74 岁)和第 2 组(年龄大于 75 岁)，在出院后第 7 天、90 天、180 天和 360 天进行随访，记录抗血栓药物使用情况和脑卒中事件。结果显示：对于 287 名 CHA_2DS_2-VASc 评分 $\geqslant 2$ 的患者，41.10%接受口服抗凝药物，27.2%接受新型口服抗凝药物，42.20%接受抗血小板药物，16.70%未接受抗血栓药物治疗。2015 年至 2017 年上半年，口服抗凝药物比例分别为 25.90%、51.89%和 49.30%；新型口服抗凝药物比例分别为 16.90%、30.19%和 39.10%。在 4 次随访中，治疗依从性良好的患者比例分别为 65%、49.2%、38.5%、25%，卒中发生率为 6.7%。Logistic 回归分析显示年龄大于 75 岁、既往卒中是卒中的危险因素，口服抗凝药物治疗可以预防卒中。该研究提示，中国老年非瓣膜性持续性房颤患者抗栓治疗比例低，药物依从性差。年龄、既往卒中史和抗凝药物治疗是老年患者卒中的重要预测因素。

上述几项研究均反映出我国房颤的抗凝治疗在未来任重而道远。有关抗凝药预防房颤卒中的疗效和安全性，以及传统口服抗凝药华法林和新型口服抗凝药之间的比较，国内也进行了一系列探索。中国国家卒中注册研究对卒中前口服抗凝药治疗能否降低房颤患者初发卒中的严重程度进行了分析[113]。采用多元 Logistic 回归分析法评价华法林的使用与初发卒中的严重程度(以 national institute of health stroke scale，NIHSS 和 glasgow coma scale，GCS 表示)之间的关系。结果显示，9516 例患者中，房颤患者共 1140 例(11.98%)，就诊前未诊断房颤的患者 440 例(38.6%)，已诊断房颤未服华法林的患者 561 例(49.2%)，已诊断房颤且服用华法林的患者 139 例(12.2%)。与已诊断房颤但未服华法林的患者相比，服用华法林的患者发生严重卒中($NIHSS \geqslant 4$)的风险($OR = 0.68$)、发展为严重昏迷的风险($OR = 0.71$)更低。该研究提示：对已诊断房颤的患者在初发卒中前应用华法林治疗可降低缺血性卒中的严重程度。而中国房颤患者的卒中一级预防应进一步加强。该研究从缺血性卒中的严重程度与华法林抗凝的相关性角度，强调了抗凝治疗对于房颤患者的重要意义。

香港大学医学院 Siu C W 等人进行的一项观察性研究，评价了中国房颤患者使用华法林与新型口服抗凝药治疗的有效性和安全性[114]。该研究共纳入 8754 名 CHA_2DS_2-VASc 评分≥1 的房颤患者，结果显示，16.3%行华法林治疗，41.1%行阿司匹林治疗，4.5%行达比加群酯治疗，38.1%未行抗栓治疗。缺血性卒中发生率在未行抗栓治疗的患者中最高（10.38%/y），行阿司匹林治疗的其次（7.95%/y）。卒中发生率随抗凝控制在目标范围内的时间（time in therapeutic range，TTR）增加而下降，达比加群酯组卒中发生率最低（2.24%/y）。与华法林组（0.90%/y）、阿司匹林组（0.80%/y）、未治疗组（0.53%/y）相比，达比加群酯组的颅内出血发生率最低（0.32%/y）。颅内出血发生率随 TTR 增加而减少。该研究提示，在我国房颤患者中，华法林预防卒中和颅内出血的疗效与抗凝治疗的质量（以 TTR 表示）密切相关。华法林组发生卒中和颅内出血的风险均高于达比加群酯组。此项研究的意义在于，揭示了华法林抗凝疗效控制的关键因素，并且比较了华法林与新型口服抗凝药的优劣。

解放军总医院王玉堂等进行的一项大样本队列研究分析了当前我国房颤患者使用新型口服抗凝药的临床净获益[115]。该研究纳入 1034 例房颤患者（女性 27.1%，平均年龄 75岁），随访平均时间 1.9 年。Cox 比例风险模型分析显示，未抗栓治疗组与阿司匹林组、氯吡格雷组、双抗血小板组和华法林组相比，卒中或血栓栓塞的风险分别为 1.27、1.40、1.52、1.65，严重出血风险分别为 0.35、0.74、0.35、0.88。建模分析提示，阿哌沙班的临床净获益明显优于抗血小板药物和未行抗栓治疗。相比于抗血小板药物，达比加群酯110mg bid 和 150mg bid 分别可降低卒中和血栓栓塞事件 18.1 和 24.3。与华法林相比，达比加群酯 150mg bid 的临床净获益最大。该研究提示，在我国房颤患者中，抗血小板和口服抗凝药预防卒中均未达到理想状态。新型口服抗凝药（阿哌沙班和达比加群酯）与抗血小板药和华法林相比，对我国房颤患者的卒中预防效果更佳。此项研究反映出新型口服抗凝药具有较好的疗效和安全性，可以替代华法林抗凝治疗。

香港大学医学院 Siu CW 等开展的单中心临床研究评价了新型口服抗凝药达比加群酯在房颤患者卒中预防中的远期疗效[116]。于 2010 年 3 月至 2013 年 9 月，该研究对服用达比加群酯预防卒中的 467 例患者（CHA_2DS_2-VASc 评分平均为 3.6）进行了平均为期 16 个月的随访。结果显示，101 例患者（21.6%）经平均 8 个月的治疗后永久性停用达比加群酯。停药的最主要原因是消化不良（30.7%）和继发的其他不良事件（17.8%），如轻度出血（8.9%）、严重消化道出血（7.9%）和颅内出血（1%）。其他原因包括给药频繁（5.9%）、恐惧药物副作用（4.0%）、缺乏实验室监测（1.0%）和费用因素（1.0%）。多元回归分析显示，基线肾小球滤过率低、不合并高血压以及既往使用质子泵抑制剂和 H2 受体阻滞剂是停药的独立预测因子。该研究提示，新型口服抗凝药达比加群酯的治疗中断在中国房颤患者中十分普遍。反映出房颤患者的卒中预防的管理与预期之间存在差距。

我国台湾 Chi-Tai Kuo 等人对新型口服抗凝药 NOACs 和华法林治疗亚洲非瓣膜病心房颤动患者的有效性和安全性进行研究[117]。结果表明，与华法林相比，所有低剂量 NOACs

均有较低的缺血性卒中/系统性栓塞、大出血和死亡率风险，这与全剂量 NOACs 效果相似。与其他标准剂量的 NOACs 相比，阿哌沙班相关的缺血性卒中/系统性栓塞风险（0.45［0.31-0.65］）、大出血（0.29［0.18-0.46］）、死亡率（0.23［0.17-0.31］）均低于华法林。该研究结论提示，与华法林相比，所有 NOACs 均与缺血性卒中/系统性栓塞、大出血和死亡率较低相关，这是亚洲非瓣膜性房颤患者中最大的实际应用。与华法林相比，所有低剂量 NOACs 均有较低的缺血性卒中/系统性栓塞、大出血和死亡率风险。与华法林相比，标准剂量阿哌沙班可降低缺血性卒中/系统性栓塞、大出血和死亡率。

上述几项研究均提示抗凝治疗预防卒中的有效性，以及新型口服抗凝药相比于华法林和抗血小板药预防卒中具有较大的优势。另外，针对与房颤卒中相关的危险因素，我国也开展了部分临床研究。中国房颤注册研究[118]是一项多中心、前瞻性、观察性研究（随访期1年），以评价我国于急诊就诊的房颤患者卒中和严重不良心脏事件发生的危险因素。研究纳入了从 2008 年 11 月至 2011 年 10 月间因房颤、房扑于急诊就诊的患者。严重不良心脏事件包括全因死亡、卒中、非中枢神经系统全身性栓塞和严重出血。结果显示，该研究共纳入了 2016 名房颤患者（1104 名女性）。多因素 Cox 回归分析显示，卒中的独立危险因素包括女性患者、年龄≥75 岁、卒中或 TIA 史、左室收缩功能不全和 COPD。高血压、糖尿病病史与卒中及严重不良心脏事件之间无显著关联。该研究提示，对于我国急诊就诊的房颤患者，在传统危险因子之外，应更加关注其严重出血和 COPD 病史。

解放军总医院王玉堂等进行的一项单中心的临床研究探讨了 BMI 对于房颤患者发生缺血性卒中、血栓栓塞和死亡的影响[119]。该研究将非瓣膜性房颤患者按照其 BMI 进行危险分层，利用 Cox 比例风险模型计算不良事件的危险因素的风险比。结果显示，1286 例房颤患者（男性 78.3%，平均年龄 74.5 岁，阵发性房颤 94.48%）在平均 2.1 年的随访期中，159 例死亡。卒中发生 84 例，栓塞事件发生 35 例。多元回归分析显示超重（BMI 25.0～30.0）和年龄≥75 岁是缺血性卒中发生的独立危险因子。肥胖（BMI≥30.0），年龄≥75 岁，阵发性/持续性房颤、血栓栓塞病史是房颤患者的独立危险因子。低体重（BMI<18.5）、年龄≥75、卒中/TIA 病史、肾功能不全和心衰是全因死亡的独立危险因子。该研究提示，超重或肥胖是房颤患者发生缺血性卒中或血栓栓塞的危险因子，极低体重与全因死亡率的增加密切相关。

上海市胸科医院刘旭等人进行了一项病例对照研究探讨了非瓣膜性房颤患者心源性卒中的危险因素[120]。研究通过收集接受食道超声心动图检查的房颤住院患者数据，共纳入 233 名左心耳血栓或左心房自发性超声显影的高心源性卒中风险的患者和 233 名年龄、性别、房颤类型匹配的对照者。结果显示，房颤病史、左房内径增大、左室舒张末期内径增大、射血分数降低、血清尿酸水平升高和 B 型脑钠肽水平升高，均与高卒中风险相关。多因素 Logistic 回归分析显示，房颤持续时间、左房内径、左室射血分数、血清尿酸和 B 型脑钠肽是左心耳血栓或左心房自发超声造影的独立危险因素。该研究提示，综合评估左房内径、左室射血分数、血清尿酸水平和B型脑钠肽水平可能有助于分层非瓣膜性房颤患者的心源性卒中风险，指导抗凝治疗。

ROCKET AF 大陆亚组分析研究评估了每日一次的利伐沙班与剂量调整的华法林预防房颤(AF)患者卒中和全身栓塞的效果[121]。这项分析比较了利伐沙班和华法林在中国、东亚和世界其他地区的房颤患者中的作用。该研究评估了来自中国(不含港澳台地区)、其他东亚国家和世界其他地区患者的利伐沙班与华法林治疗效果的基线人口学特征和相互作用。在14236名患者中，495名来自中国(不含港澳台地区)，433名来自其他东亚地区，13308名来自世界其他地区。在基线水平上，中国患者既往卒中/短暂性脑缺血发作(TIA)发生率明显高于其他东亚地区和世界其他地区患者(分别为79.6%、44.6%、51.6%，$P<0.0001$)及较低的 VKA 使用率(分别为33.7%、66.7%、63.4%，$P<0.0001$)。服用华法林治疗患者中，中国患者卒中或全身栓塞发生率为5.23%，其他东亚地区患者为1.82%，世界其他地区患者为2.07%；利伐沙班治疗患者中，中国患者的患病率为2.29%，其他东亚地区患者的患病率为1.86%，世界其他地区患者的患病率为1.67%。对于任何疗效或安全性结果，没有显著的区域间相互作用($P>0.12$)。华法林治疗组的颅内出血发生率明显高于对照组利伐沙班。该研究结论表明，在中国患者中，接受利伐沙班治疗的颅内出血发生率在数值上较低，这与 Rocket AF 整体试验结果一致。

以上与房颤相关的卒中的研究从不同侧面为我国房颤患者抗凝策略的选择提供了理论基础。多项研究均提示，抗凝治疗可有效降低房颤患者的卒中风险，而我国房颤患者的抗凝治疗不足。同时，在我国房颤人群中，新型口服抗凝药疗效与安全性的评价已获得一部分临床数据，其结果提示，新型口服抗凝药的疗效不劣于华法林，安全性优于华法林。而我国有关传统口服抗凝药华法林的抗凝强度的研究，以及有关新型口服抗凝药的临床研究仍较少，应进一步加强探索，获得中国本土研究的数据，以确定我国房颤患者最佳的抗凝强度、抗凝药物的种类选择等问题的答案。

六、左心耳封堵在房颤中的应用现状

房颤是临床上最常见的持续性心律失常，其严重的并发症为血栓栓塞事件，预防血栓栓塞事件是该病最重要的防治策略。一直以来，口服抗凝药物是房颤患者预防血栓栓塞事件的主要方法，目前临床最常用的抗凝药物为华法林，但其药理作用受许多因素的影响(如药物、食物等)，需频繁抽血监测凝血指标。高龄患者因为担心重要器官出血的风险，接受华法林抗凝的比例较低。近年来一些新型口服抗凝药物被应用于临床，如达比加群、利伐沙班、阿哌沙班等尽管抗栓疗效不劣于华法林，无需常规监测凝血、药物和（或）食物相互作用很少，颅内出血并发症减少等，然而，新型口服抗凝药也存在某些不足，如半衰期短，停药后失效快，需要长期用药才能维持疗效；同时，肾功能不全患者需要调整剂量，目前尚无常用方法评估抗凝强度，也无特异性拮抗剂，价格昂贵，长期服药安全性尚无确切证据，且胃肠道出血不良反应发生率较高，临床停药率依然较高。

非瓣膜性房颤患者90%血栓来自左心耳，经皮左心耳封堵预防血栓栓塞事件已成为重要方法。PROTECT AF和PREVAIL临床试验显示：使用Watchman封堵装置封堵左心耳在房颤卒中预防上不劣于甚至优于法华林，左心耳封堵较华法林可明显减少出血性卒中、心血管死亡／不明原因死亡、全因死亡、非手术相关的大出血，此外，左心耳封堵对致残性／致死性脑卒中的预防作用更为突出，与华法林相比，左心耳封堵可使该类严重脑卒中事件减少55%[122, 123]。且与其他可获得的封堵器相比，Watchman封堵器可降低患者死亡率40%，出血性脑卒中大幅度减少，同时也显著降低了不明原因死亡的风险[124]。

目前，国内专家已就左心耳封堵发表了专家共识，武汉大学人民医院黄从新教授牵头的左心耳封堵的临床研究表明，左心耳封堵可减少房颤患者血栓栓塞事件，较常规抗凝治疗有一定的优势。

左心耳封堵技术自2001年开始临床应用以来已取得快速发展，目前在全球范围内主要有内塞型以及外盖型两种类型，十余种封堵器应用于临床，其中内塞型以美国Watchman为代表，外盖型以中国LAmbre和美国ACP/Amulet为代表。随着PROTECT AF和PREVAIL两个随机对照研究[123, 125]以及其他的注册研究[126, 127]中长期随访结果的发布，左心耳封堵术预防房颤卒中的疗效及安全性已被证实，并且被美国、欧洲等多个国际指南推荐用于高卒中风险非瓣膜性房颤卒中的预防。2019年，ACC/AHA/HRS在其更新版房颤管理指南中，把LAAC列为IIb类推荐，用于具有高卒中风险，不能耐受长期抗凝治疗的非瓣膜性房颤患者[128]。2019年，由中华医学会心血管病学分会发布的《中国左心耳封堵预防心房颤动卒中专家共识（2019）》指出以下两类患者适合行左心耳封堵：（1）CHA_2DS_2-VASc评分≥2分（女性≥3分），对长期服用抗凝药物有禁忌证，但能耐受短期（2~4周）单药抗凝或双联抗血小板聚集药物治疗者；（2）具有较高的卒中风险，口服抗凝药物期间曾发生致命性或无法/难以止血的出血事件者（如脑出血/脊髓出血，严重胃肠道、呼吸道、泌尿道出血等）[129]。真实世界中的EWOLUTION注册研究纳入全球47个中心的1025例患者，其1年的随访研究结果证实Watchman左心耳封堵器具有较高的植入成功率和封堵成功率，其预防缺血性卒中是安全有效的。EWOLUTION研究2年的随访结果进一步证实行左心耳封堵的患者缺血性卒中和大出血发生率分别降低83%和

46%[130]。PROTECT AF 和 PREVAIL 临床研究表明，使用 Watchman 封堵装置封堵左心耳在房颤卒中预防上不劣于甚至优于法华林，左心耳封堵较华法林可明显减少出血性卒中、心血管死亡/不明原因死亡、全因死亡、非手术相关的大出血，此外，左心耳封堵对致残性/致死性脑卒中的预防作用更为突出，与华法林相比，左心耳封堵可使该类严重脑卒中事件减少 55%[123, 125]。与其他可获得的封堵器相比，Watchman 封堵器可降低患者死亡率 40%，出血性脑卒中大幅度减少，同时也显著降低了不明原因死亡的风险。然而，上述两项研究是比较左心耳封堵与华法林在房颤患者在血栓栓塞事件中的作用，但左心耳封堵与新型口服抗凝药（NOAC）在房颤患者血栓栓塞事件中的优劣性对比还未被研究。2019 年欧洲心脏大会（ESC）上公布的首个小样本的随机化 PRAGUE 17 研究[131]，旨在评估左心耳封堵（其中 38.7% 为 Watchman，61.3% 为 Amulet 封堵器）与 NOAC 在房颤患者血栓栓塞事件中的优劣性，随访 30 个月后发现，LAAC 组在降低全因卒中/短暂性脑缺血发作/心血管死亡的复合终点事件上不劣于 NOAC。国内的学者也对左心耳封堵器进行了研究。张澍等人对 658 例植入 Watchman 封堵器的房颤患者进行回顾性研究发现，97.7% 的患者成功植入 Watchman 封堵器，术后并发症仅为 0.6%，表明 Watchman 封堵器在中国人群中是安全的[87]。除了 Watchman、ACP 以及 Amulet 封堵器，其他类型左心耳封堵器的循证医学证据相对较少。此外，马长生研究团队将 2014 年 3 月至 2019 年 3 月在北京安贞医院心内科成功接受左心耳封堵术治疗的 82 例房颤患者分为高龄组（年龄>75 岁）与非高龄组，回顾性分析两组围术期并发症以及长期随访期间缺血性卒中、大出血等事件发生率。结果显示，高龄组与非高龄组围术期手术相关缺血性卒中（0 vs 1.6%，$P=0.768$）及大出血发生率（0 vs 1.6%，$P=0.768$）差异均无统计学意义。两组均未出现死亡、心包填塞等并发症。随访 25.9±15.9 个月，高龄组与非高龄组缺血性卒中发生率分别为 3.6/100 人年和 4.9/100 人年，大出血发生率分别为 2.5/100 人年和 0/100 人年。与预期风险相比，高龄组发生卒中的相对风险较非高龄组降低更多（32.0% vs 25.0%），而非高龄组大出血相对风险下降更多（100% vs 56.9%）。左心耳封堵术可能是老年房颤患者预防卒中的合理选择[132]。中国房颤中心数据库一项研究纳入国内 175 家医院的 2001 例房颤患者，结果显示我国左心耳封堵器使用最多的为 Watchman（63.8%），其次为 LAmbre（25.4%）[92]。中国左心耳封堵术的适应证把握较严格，成功率高（98.9%），严重并发症的发生率较低。此外，中国房颤中心数据库 1 年的随访结果显示，左心耳封堵可改善房颤患者的左心室舒张末期内径和心功能[133]。

近年来国产封堵装置（Lambre，深圳先健公司）的临床试验结果备受瞩目，黄鹤等人的研究旨在评估 Lambre 封堵器的安全性和有效性，该研究共纳入了 153 例房颤患者，152 例患者成功植入了 LAmbre 左心耳封堵器，5 例发生了严重的并发症，随访 1 年中仅有 1 例发生短暂性脑缺血发作和 3 例小出血事件，未观察到器械相关血栓形成[88]。LAmbre 左心耳封堵器在欧洲临床研究纳入了德国两家中心的 60 例房颤患者，结果显示，60 例患者全部成功植入 LAmbre 左心耳封堵器，围术期不良事件的发生率为 6.7%，其中 3.3% 的不良事件与手术相关。1 年的随访结果证实，短暂脑缺血发作的发生率为 1.6%，小出血事件的发生率为 5%[134]。这些结果都表明，国产 LAmbre 左心耳封堵装置的安全性和有效性不劣于国外同类产品。

第四章 房颤管理新模式探索——中国房颤中心建设

心脑血管疾病、癌症、慢性呼吸系统疾病、糖尿病等慢性非传染性疾病导致的死亡人数占总死亡人数的88%，导致的疾病负担占疾病总负担的70%以上。2017年10月18日，习近平同志在十九大报告中提出实施健康中国的发展战略。人民健康是民族昌盛和国家富强的重要标志，要完善国民健康政策，为人民群众提供全方位全周期健康服务。加强心脑血管病等慢病防治和长期管理是建设健康中国的重要内容。房颤为心血管常见的快速性心律失常、21世纪人类面临的心血管疾病挑战之一，其致残、致死率高。据最新的流行病学调查估计，我国患病人数近2000万，但该病知晓率低、抗凝率低，抗心律失常药物治疗不规范，新技术普及不够，长期管理和康复管理缺乏，加强对房颤的全程规范、科学管理势在必行。

为规范心房颤动的诊疗，以最大限度降低房颤卒中的发生率，以及由此引发的致残率和死亡率，2016年中国心血管健康联盟、中华医学会心电生理和起搏分会、中华医学会心血管病学分会、中国医师协会心律学专业委员会等联合发起中国房颤中心建设项目。该项目以房颤患者为中心，以房颤规范化管理为目标，以落实房颤分级诊疗为路线，积极落实健康中国战略，全面推进我国房颤科学防治。房颤中心专家委员会制定房颤中心认证标准和认证流程，开展房颤抗凝治疗、抗心律失常药物和经导管消融房颤和左心耳封堵技术培训，规范诊疗流程，开展科普和患者教育，初步建立起包括筛查、诊断、治疗、康复、随访、信息化建设等全诊疗流程，从三级医疗机构到基层卫生组织全域覆盖，患者、医院、社会全员参与房颤管理模式。

2019年，在国家卫健委指导下，成立了中国房颤中心联盟，成立了全国400余位专家组成的委员会和专家委员会，进一步领导和规范全国房颤中心建设。为进一步规范和促进左心耳封堵技术的开展，2021年成立了中国房颤中心联盟左心耳封堵工作委员会。

房颤中心建设自推进之初已经走过4年历程，取得了非常丰硕的成果，形成广泛影响力，全国参与建设单位超1500家，已完成4个批次认证，通过认证单位611家，房颤中心示范基地75家。同时，中国房颤中心联盟在国家卫健委的指导下，结合分级诊疗文件精神，联动省—市—基层，成立26个省级联盟和72个地市级联盟。已初步建设了一支具有国际水准的高素质防治房颤的队伍；构建一套科学的、规范的、全程的心房颤动综合管理体系，搭建一个有利于房颤全程管理、适应医改的全国、省市、地区三级防治的组织构架(图4.1、表4-1)。

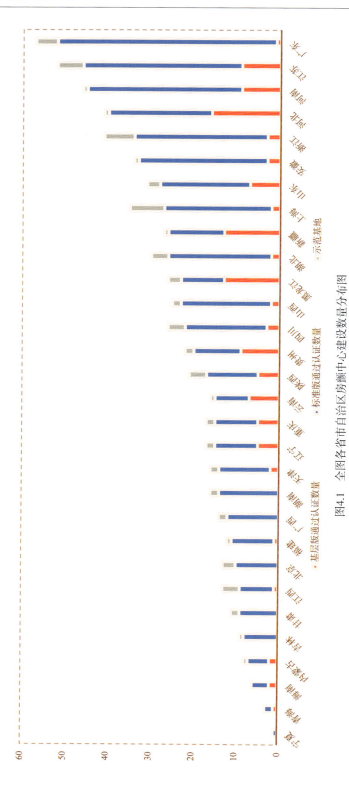

图4.1　全国各省市自治区房颤中心建设数量分布图

表 4-1　全国各省市房颤中心建设数量

省份	房颤中心第四批次通过认证单位数	标准版房颤中心通过认证数	基层版房颤中心通过认证数	省份	房颤中心第四批次通过认证单位数	标准版房颤中心通过认证数	基层版房颤中心通过认证数
河南	19	13	6	重庆	6	1	5
广东	18	17	1	甘肃	4	4	0
江苏	17	13	4	湖南	4	4	0
安徽	15	12	3	内蒙古	4	2	2
贵州	14	6	8	福建	3	2	1
山西	9	7	2	江西	3	2	1
河北	9	4	5	天津	3	2	1
云南	9	4	5	海南	3	1	2
浙江	8	7	1	山东	3	1	2
四川	8	6	2	陕西	3	1	2
新疆	8	5	3	北京	2	2	0
黑龙江	8	3	5	广西	2	2	0
辽宁	7	4	3	吉林	2	2	0
湖北	6	6	0	宁夏	1	1	0
上海	6	4	2	青海	1	1	0

一、制定房颤中心建设及质控标准，构建房颤综合管理模式

2017 年 5 月发布了中国房颤中心认证标准，2018 年 8 月发布了中国基层版房颤中心认证标准；在总结 4 年来建设经验基础上，综合国内外房颤基础和临床最新成果，以国家卫健委和国家中医药局联合下发了《关于印发心房颤动分级诊疗技术方案的通知》的文件精神，2021 年 9 月 24 日，中国房颤中心联盟重新修订并正式发《中国房颤中心认证标准 2.0》(标准版 & 基层版)、《中国房颤中心示范基地认证标准 1.0》(标准版 & 基层版)、

《中国房颤中心质控标准 1.0》（标准版 & 基层版）六项标准。

房颤中心认证标准内容包括基本条件和资质、房颤患者评估与救治、培训和教育三个方面，对房颤中心领导组织建设、房颤专科管理、房颤门诊设置、专业平台和人员资质、管理质控、数据库建设、房颤诊疗、专业人员培训和大众科普等提出了具体的要求和执行标准，从理论上丰富了房颤管理体系，形成我国房颤管理的模式和内涵。质控标准文件规定了房颤管理的全国—省级—房颤中心三级质控体系、23 个具体标准，明确了质控的具体目标和实施责任。

认证标准与质控方案是房颤单病种管理体系建设的重要依据，也是规范诊疗大范围推广实施的关键保障。房颤中心认证标准及质控方案为各房颤中心和房颤中心建设单位在落实房颤中心建设中提供指导，也将推动全国的房颤中心建设更加规范、有序。

二、规范培训，提升房颤规范诊疗水平和服务能力

中国房颤中心建设培训专场会议是提升房颤规范化诊疗水平的重要举措。每年省级联盟、地市级联盟、房颤中心示范基地开展百余场培训会议，覆盖全国众多省市和上千家医院，旨在保障房颤中心建设有序开展，让所有房颤中心单位知悉建设中的程序与内容，全面掌握房颤管理规范、建设认证标准和房颤疾病管理要点等，助力房颤中心建设内涵的落地、生根、开花、结果。与此同时，在中国房颤中心联盟的主导下，"大咖示范行""参访交流"等培训项目在各地开展，推动了优秀管理经验与医疗资源的下沉，也为基层医生诊疗能力提升创造了更多机会。房颤学院作为规范化诊疗培训的专业平台在房颤培训中亦发挥着关键作用，学院主要职责是房颤规范化管理、新诊疗技术普及，重点落实房颤诊疗标准、防治体系建设及新疗法推广应用，临床医务人员线上/线下培训等工作，由联盟专家亲自授课与演练指导。房颤中心建设坚持规范引领，多措并举，整体提升了我国房颤科学综合管理的水平。

三、加强房颤单病种信息化建设，建设中国房颤中心数据库

房颤单病种管理体系构建和房颤数据积累与优化，亦是中国房颤中心联盟的工作重点之一。房颤中心数据建设与房颤中心建设一同起步、同步建设，目前已初步建成筛查、门诊管理、住院管理、手术管理、随访管理、分级诊疗全流程数据库；形成全国中心—省盟数据中心—医院的三级数据管理体系，从而实现不同层面的管理和质控。通过信息化建

设，以房颤中心数据为核心，进一步推进信息化管理，构建信息流，在此基础上加强房颤筛查、随访、远程心电，形成网络诊疗体系，构建单病种管理专家库，为单病种智能医疗积累经验，体现规范抗凝、分级诊疗及信息化建设的重要性，为房颤患者提供更精准、更高质量的医疗服务。截至目前，中国房颤中心数据库已有 1289 家医院房颤数据纳入管理，数据平台填报总量累计 2104064 例。通过数据库信息的分析评估，体现了我国房颤管理实际情况，为房颤管理相关医疗政策制定、诊疗措施改进提供了依据。

四、患者管理，科学普及，广泛提高全民房颤关注度与知晓率

房颤中心对患者的规范化管理贯穿院前预防、筛查，院中规范诊疗和院后随访的整个周期，切实将房颤单病种全方位综合防治落实落细，最大化保障房颤患者获益。在患者教育方面，全国每年百余家房颤中心医院开展患者教育会，累计达 5 万余场，指导患者自我管理、长期治疗。在公众普及方面，每年 6 月 6 日"房颤日"活动、9 月"房颤知晓月"活动已成为房颤科普的一面旗帜。活动围绕"关注房颤，预防卒中"的主题，联合全国房颤领域专家、各地医院、医生大众参与活动，如专家访谈、公益咨询、房颤科普大赛、线上接力互动、点亮中国特别行动等，并联动各大官方、门户主流媒体为房颤日活动扩大宣传声量，历年活动线上线下总覆盖量以千万计。作为公众宣教的重要窗口，"房颤知晓月"系列活动为提高医患大众房颤防治意识，提升房颤公众知晓率打下了坚实基础。房颤日活动累计覆盖千万人次，媒体总曝光量超 1000 万。

五、学术产出，赋能领域，创新引领房颤领域高质量发展

房颤中心建设坚持临床诊疗与学术科研齐头并进，整合全国房颤筛查、诊疗数据，开展学科探索等研究。2020—2021 年在全国 25 个省市自治区 129 家医院开展中国房颤患病情况流行病学调查，调查对象达 13 万余人，对于了解我国房颤患者情况提供了最新数据；2019 年受国家卫健委委托，起草心房颤动分级诊疗技术方案；中国房颤中心联盟立足全国房颤防治形势，紧跟国内外学科发展，先后发布了两版《房颤规范管理路径》，以及《中国心房颤动防治现状蓝皮书（2015）》和《中国心房颤动防治现状蓝皮书（2018）》，参与撰写《心房颤动：目前的认识与治疗建议（2021）》等。中国房颤中心联盟以学术产出为学科发展赋能，领航房颤领域的高质量发展。

综上所述，中国房颤中心建设立足我国国情，积极响应国家健康战略，以人民健康为

中心、以患者需求为导向，致力于构建我国房颤诊疗体系，通过房颤中心的系统化建设，初步建立"全程、规范、普惠"的房颤综合管理模式。房颤中心作为一个单病种管理的系统工程，它的建设对我国房颤疾病的防治与全程管理起着至关重要的引领作用。随着项目推进，我国房颤的规范化管理水平和诊疗质量不断提升，对促进医疗质量的持续改进有着重要意义，为广大房颤患者和人民健康带来了切实获益。未来需要继续努力，规范化管理房颤患者，造福中国人民，为健康中国建设贡献新力量。

第五章　房颤未来的防治策略

一、加强流行病学与临床研究，完善中国特色指南

多数心房颤动(房颤)患者症状明显，但部分无症状房颤患者在体检或出现并发症时才被发现。长程心电记录研究提示，即使在有症状的房颤患者中，约50%房颤发作时患者无症状。因此，应用常规心电图检查确定的房颤人群患病率可能被低估，需要设计严格的房颤流行病学研究，以真实准确地反映我国房颤的流行情况，为制定合理的防控策略做好铺垫。

虽然中华医学会心电生理与起搏分会自2001年开始制定房颤的治疗建议，并且不断更新，但建议的部分数据来源于欧美的大型临床试验，在一些问题上缺乏中国本土的研究数据支持。鉴于中国的国情、人口素质、遗传与环境、社会经济文化等各方面均与欧美国家有较大差距，针对中国房颤患者的治疗策略推荐也应因地制宜，与欧美指南有所不同。因此，在国内开展大规模临床研究，获得国人第一手资料，对于我国房颤的疾病管理具有重要意义。尽管近几年，国内的多中心、前瞻性、随机对照研究逐渐增多，但与亟待解决的问题相比，仍远远不够。国家应大力鼓励临床研究的开展，一方面，应鼓励医生在临床实践中发现目前治疗建议存在的问题，设计相应的研究予以论证，对于立论充足、设计科学、可行性强的小型临床研究予以支持；另一方面，对于意义重大的课题，应优先组织专门力量，或由组织经验丰富、执行力强的研究团队牵头，在全国范围内开展大型临床研究进行论证。

二、提高抗凝意识，规范抗凝治疗，推广新型口服抗凝药

在我国2018年的房颤指南中，强调了对房颤血栓栓塞危险(CHA_2DS_2-VASc评分)、抗凝出血危险(HAS-BLED评分)进行评估的必要性。近年来，随着我国房颤中心项目的开

展，血栓栓塞风险评估和出血风险评估被纳入临床路径进行普及，其应用不足的临床现状得到较大程度的改善，但仍有进步的空间。

房颤抗凝治疗不足，是国内外均存在的问题。传统的口服抗凝药华法林由于血药浓度易受其他药物及食物影响、起效时间长、用药剂量个体化差异大、有效 INR 治疗窗窄、需严密监测凝血酶原时间或 INR 等诸多限制因素，导致其临床普及率不高，依从性差。2013年，来自 CRAF（中国心房颤动登记研究）的数据显示[135]，高危房颤患者仅 1/5 接受抗凝治疗，近 2/3 接受抗血小板治疗，近 1/10 未接受任何抗栓治疗；而接受华法林抗凝治疗的患者 INR 达标率仅 31.8%。虽然，近十年房颤的抗凝治疗普遍受到重视，华法林抗凝治疗率从 2003 年的 2% 提高到 2012 年的约 20%，但该结果仍不能令人满意，规范抗凝治疗与需要抗凝治疗间仍相差甚远，尤其中高危患者的抗凝治疗严重不足，接受华法林治疗的患者 INR 达标率低，而接受抗血小板治疗率高。因此，应进一步提高医生和患者的抗凝意识，明确抗凝的风险获益，强调房颤的栓塞风险和出血风险评估，推广使用 CHA_2DS_2-VASc 评分进行卒中风险分级，从而加强抗凝意识，改善患者对抗凝的认识，使华法林治疗范围内时间（TTR）至少达到 65%。由于我国相当一部分的房颤患者分布于农村地区，而基层医院 INR 监测不方便，采用现场即时监测（point-of-care test，POCT）进行 INR 监测，只需患者的一滴指血，即刻就能报告结果，操作方便、快速、准确，有利于基层房颤患者抗凝的系统管理或自我管理，能提高患者抗凝治疗的依从性、有效性和安全性。因此，推广 POCT 监测 INR，利用线上平台开通配备有丰富抗凝经验的医师门诊，对推动房颤患者进行规范的抗凝治疗是一项可行的措施。

目前在新型口服抗凝药（new oral anti-coagulants，NOACs）与华法林对于房颤患者的疗效和安全性的几项研究（ROCKET AF、RE-LY、ARISTOTLE、ENGAGE AF 等）中，NOACs 的疗效和安全性均较华法林有优势，因此欧美房颤管理指南和国内专家共识对于有抗凝适应证的房颤患者，抗凝治疗优先推荐 NOAC。在我国，NOAC 近年逐渐应用于临床，准入引进的 NOAC 种类逐渐增加，但相关的临床研究资料很少，种族差异对于抗凝药的效价及安全性影响尚有待于进一步研究，在个体用药上尚缺乏经验可循。因此，应在国内加强 NOAC 的临床研究，优化针对我国房颤患者的抗凝策略。目前，患者抗凝药物的剂量是根据大规模循证研究结果来确定的，未来，随着人工智能大数据的发展，期待能够给予不同患者更精确的剂量。在房颤中心项目推进前，我国房颤抗凝治疗率仅 37%，而目前得到相当程度的改善，2021 年已提高至 70%。如今，NOAC 与以往相比价格已经有很大幅度的降低，随着医保政策的改善，NOAC 对相当多的患者可及且可行。目前，在国内医疗环境下，要求临床医生依照指南建议，积极与患者沟通，在尊重患者意见的前提下给予个体化的抗凝治疗。

三、经导管消融治疗，早期节律干预，提高远期疗效

经导管消融已经被公认为最有望成为根治房颤的治疗方法，治疗推荐等级逐年提高，但目前仍然面临很多问题。主要表现在：①既往阵发性房颤消融的成功率逐步上升，在有经验的中心已经可以维持在80%以上，但近年止步不前，没有进一步提高；②对持续性房颤、长期持续性房颤的消融例数在逐步增加，消融术式也不断创新（包括Marshall静脉化学消融等），但由于对其维持机制尚未完全明确，创新术式的适用人群、疗效等仍有待进一步研究；③我国消融病例数增长速度虽快，但在房颤患者中早期干预的比例、手术成功率，尤其是远期疗效亟待提升。针对持续性房颤，需要更好地了解其机制，这方面的研究工作涉及基础科学的多个领域，以及心脏的光学映射应用先进技术。这些问题需要进一步深化对房颤发生机制和干预方法学的研究，探索个体化的消融策略，以便于更好地服务我国房颤患者。

目前以干预肺静脉为基础的术式得到公认，但适应证的选择、不同术式的组合、不同术式对不同类型房颤的适用性、复发患者的干预等，都有待于组织前瞻性、随机、多中心的临床试验加以研究。近期的多项重要研究表明，房颤的早期节律控制优于心率控制，无论是阵发性房颤还是持续性房颤，如果条件允许，建议积极早期进行导管消融治疗，但该理念仍需要进一步推广和实施，尤其在基层医院。经导管消融治疗房颤目前主要集中在综合条件较好的大型医院开展，在部分中小型医院中也表现出积极开展的态势。然而，因手术本身的复杂性致使术者的学习曲线较长，加之病源不足的问题，使得在中小型医院开展此技术面临困难。鉴于此，需要建立合理的心脏电生理医生培训机制，制定严格的审核规范，使该技术得到稳步推广。经导管冷冻球囊消融术已成为实现肺静脉隔离的标准方法之一，可作为一线治疗；脉冲电场消融、点阵端温控射频消融也开始用于临床，这些新器械、新技术仍需要进一步的临床实践及研究来积累更多的经验。

另外，要解决所有房颤的治疗问题，单纯经导管消融可能不够，必须从不同层面干预房颤的发生机制，包括：①积极解除导致房颤的病因；②继续深入研究房颤的发生机制，尤其是其上游调控机制，努力明确导致房颤解剖重构和电重构的生物学因素，从而寻找一、二级预防的新途径。

四、探索"上游治疗"途径

心房颤动（房颤）作为"21世纪心血管流行病"，是目前临床上最常见的一种心律失常，

发病率呈逐年上升趋势，主要危害为其相关并发症，如心力衰竭、心肌病、脑中风及血栓栓塞等，病死率和/或致残率较高，严重影响患者的生活质量[136]。因此，降低房颤发生率及其并发症尤为重要。房颤的"上游治疗"是2010年首次在房颤治疗中提出的新晋概念，主要针对其发生的病因及其相关机制提前干预，以抑制房颤的发生发展。上游治疗主要包含两个层面：一级预防和二级预防。一级预防主要是指在房颤发生之前通过对高血压、心力衰竭及糖尿病等基础疾病进行干预，二级预防则主要是指在房颤发生后减轻心房负担、抑制房颤进展及降低房颤复发率。近年研究发现，房颤上游治疗的热点主要为血管紧张素转换酶抑制剂（angiotensin converting enzyme inhibitors，ACEI）、血管紧张素受体拮抗剂（angiotensin receptor block，ARB）、醛固酮受体拮抗剂、他汀类药物、不饱和脂肪酸（polyunsaturated fatty acids，PUFA）、巨噬细胞介导的免疫调节及生活方式的改变等。

RAAS系统在房颤的发生发展中发挥重要作用，与其能够抑制心房肌结构重构和电重构有关。Zhao等[137]通过随访研究接受缬沙坦治疗的高血压合并非永久性房颤患者24个月发现，缬沙坦可明显减轻房颤负荷、降低房颤发生率及抑制其向永久性房颤进展。研究指出，ARB联合胺碘酮可有效降低房颤患者血压及血清炎性因子水平，改善患者心功能，抑制心房重构，进而减少房颤的复发[138]。另有研究表明，心脏射频消融术前给予ACEI/ARB药物在预防术后房颤的复发方面未见明显获益[139]。醛固酮受体拮抗剂在心房肌纤维化中发挥重要作用，亦可通过抑制心房肌电重构和结构重构达到预防房颤的作用，其机制可能与其参与炎症反应、氧化应激及增强血管紧张素Ⅱ相关。研究表明，醛固酮受体拮抗剂对初发性和复发性房颤的发生率均显著降低，但对消融术后房颤的复发率无明显获益[140]，而另有研究结果显示，醛固酮受体拮抗剂可以降低消融术后房颤的复发率[141]。RAAS系统在房颤的发生发展中有重要作用，但是否能够降低患者心脏射频消融术后房颤的复发率争议较大，需要更多的随机对照研究加以证实。研究表明，他汀类药物除了降低胆固醇水平外，亦具有抗炎、改善血管内皮功能、减轻心肌纤维化及改善心房重构等多态效应，在房颤的发生发展中有重要作用[142]。有研究表明，单不饱和脂肪酸或可降低房颤的发生率，而ω-3多不饱和脂肪酸与一般人群中房颤的发生无明显的相关性，而血浆中ω-3多不饱和脂肪酸是否能够降低房颤的发生率，目前仍存在争议[143]。LCZ696可同时调节利钠肽系统和RAAS系统，遏制心衰和房颤的进展，亦可对抗神经内分泌过度激活导致的血管收缩、水钠潴留和适应性心肌重构等病理生理改变，进而达到在一定程度上治疗房颤的作用[144]。心脏巨噬细胞在免疫调节中发挥不可或缺的作用，主要发挥对炎性因子的调控作用。Zhao等[145, 146]研究表明，巨噬细胞在房颤的发生发展中有重要作用，能够降低心房肌中炎性因子水平、缩短心房有效不应期、降低房颤诱发率。房颤的危险因素中，除心血管基础疾病外，还包括吸烟、饮酒、肥胖、缺乏运动及心理应激等。长期紧张、高强度或是剧烈运动或会引起心室重构，进而导致左房压力升高，最终增加房颤的发生风险，而适度的运动则对房颤的预防有益。虽然改善生活方式有助于房颤的预防，但具体的预防方式较少，可作为房颤的药物治疗或心脏射频消融手术治疗的必要辅助治疗。

五、左心耳封堵为卒中预防供新选择

近年来，作为房颤治疗领域的一项新进展，左心耳封堵术可以成为口服抗凝药预防血栓栓塞事件的重要补充，具有很好的临床应用前景。目前，该技术在国内应用的资料显示，近期随访结果令人满意，但病例数量有限，随访时间较短，仍处于推广阶段。左心耳封堵器目前的种类较多，但大多数缺乏足够的循证医学证据，未来还需要更多类型左心耳封堵器的随机对照研究来证实其在脑卒中高危患者中的疗效及安全性。此外，在未来，还需开展更大规模、更长时间的临床研究来证实不同类型的左心耳封堵器预防血栓栓塞事件的远期有效性和安全性。同时，左心耳封堵术后抗栓方案仍不明确，未来也需进一步研究左心耳封堵术后的抗凝策略。目前左心耳封堵与新型口服抗凝药直接对比的研究较少，左心耳封堵治疗是否优于新型口服抗凝药还有待进一步探讨。左心耳封堵术后残余分流与血栓栓塞事件的关系目前尚未明确。既往研究结果提示，左心耳封堵术后残余分流直径 ≤3mm 一般不需要特殊治疗，但直径 > 3mm 的残余分流是否增加卒中风险，则还需进一步研究。同时，装置相关的血栓与残余分流和血栓栓塞事件的关系还有待进一步明确。

综上所述，我国的房颤治疗近十年来取得了突飞猛进的进展，尤其是国产封堵器的研究已达到世界先进水平。然而，结合我国的具体国情，目前还有很多工作要做。其中，较为突出的是我国房颤治疗的临床随访不足，大规模、前瞻性、多中心的临床研究较少。要解决这一问题，有赖于国家建立统一的心血管病数据库，建立相应的注册研究平台，完善相关的运营机制。可喜的是，为进行房颤综合规范化管理，提高早期诊断率，规范药物治疗，普及和规范新型治疗技术，开展房颤长期管理，目前国内已成立中国房颤中心，建立符合我国国情的房颤综合管理模式。同时，成立房颤中心还可以加强房颤治疗的相关临床研究，将显著提高我国房颤机制研究及诊疗水平以及学术地位，为中国房颤管理指南及国家相关卫生政策的制定提供依据。同时，我们应该认识到，房颤的发生机制还远没有阐明，加强房颤发生机制的研究，将为最终建立防治房颤的综合策略提供理论依据。

参 考 文 献

［1］周自强，胡大一，陈捷，等. 中国心房颤动现状的流行病学研究［J］. 中华内科杂志，2004（07）：15-18.

［2］Zhang S. Atrial fibrillation in mainland China：epidemiology and current management［J］. Heart，2009，95（13）：1052-1055. DOI：10. 1136/hrt. 2008. 146589.

［3］Shi Shaobo，Tang Yanhong，Zhao Qingyan，et al. Prevalence and risk of atrial fibrillation in China：a national cross-sectional epidemiological study［EB/OL］.［2021-12-06］. https://ssrn.com/abstract＝3978649.

［4］Sun G Z，Guo L，Wang X Z，et al. Prevalence of atrial fibrillation and its risk factors in rural China：a cross-sectional study［J］. Int J Cardiol，2015，182：13-17. DOI：10. 1016/j. ijcard. 2014. 12. 063.

［5］Xing L，Lin M，Du Z，et al. Epidemiology of atrial fibrillation in northeast China：a cross-sectional study，2017—2019［J］. Heart，2020，106（8）：590-595. DOI：10. 1136/heartjnl-2019-315397.

［6］Deng H，Guo P，Zheng M，et al. Epidemiological characteristics of atrial fibrillation in southern China：results from the guangzhou heart study［J］. Sci Rep，2018，8（1）：17829. DOI：10. 1038/s41598-018-35928-w.

［7］俞帅，张雁，丁玎，等. 上海中心城区50岁以上人群心房颤动患病率调查及风险分析［J］. 大连医科大学学报，2017，39（03）：237-241.

［8］戚玉勤，金雪娟，李双，等. 上海市社区老年人群心房颤动的流行病学特征及抗凝治疗现状调查［J］. 中国临床医学，2018，25（01）：1-4.

［9］刘倩，张鹏强，丁彦春，等. 高血压住院患者心房颤动的患病率及其相关因素分析［J］. 中国循环杂志，2019，34（02）：154-158.

［10］苗原溢，陈育青. 血液透析患者心房颤动患病率的横断面调查研究［J］. 中国血液净化，2018，17（11）：721-726.

［11］卢武红，木胡牙提，刘志强，等. 新疆维吾尔自治区哈萨克族人群心房颤动流行病学调查［J］. 中华内科杂志，2012（09）：674-676.

［12］木胡牙提，马依彤，卢武红，等. 1436 例心房颤动住院患者的种族及临床特性分析［J］. 中国心脏起搏与心电生理杂志，2007（02）：125-127. DOI：10.13333/j. cnki. cjcpe. 2007. 02. 014.

［13］姚娟，马依彤，黄莺，等. 新疆地区成年人心房颤动的流行病学现状及相关危险因素分析［J］. 中华心律失常学杂志，2010（05）：392-396.

［14］戚文航. 中国部分地区心房颤动住院病例回顾性调查［J］. 中华心血管病杂志，2003（12）：36-39.

［15］阴赪茜，李志忠，张京梅，等. 782 例心房颤动住院患者的病因学分析［J］. 中华急诊医学杂志，2007，16（09）：986-988.

［16］沈俊，陈华，袁斐，等. 单中心 1000 例房颤患者的抗凝现状横断面调查［J］. 复旦学报（医学版），2018，45（01）：9-14.

［17］包永升，太平. 蒙汉心房颤动患者临床特性比较研究［J］. 内蒙古医学杂志，2010，42（03）：313-315. DOI：10.16096/j. cnki. nmgyxzz. 2010. 03. 011.

［18］李波，尹红，蒋旻珈. 香港沙田区心房颤动住院患者的流行病学调查与分析［J］. 岭南心血管病杂志，2017，23（05）：571-574.

［19］马长生，周玉杰，马煜，等. 中国人非瓣膜病心房颤动患者脑卒中发生率及影响因素的回顾性前瞻研究（摘要）［J］. 中国循环杂志，1999（S1）：114.

［20］胡大一，孙艺红，周自强，等. 中国人非瓣膜性心房颤动脑卒中危险因素的病例-对照研究［J］. 中华内科杂志，2003（03）：16-20.

［21］Guo Y, Tian Y, Wang H, et al. Prevalence, incidence, and lifetime risk of atrial fibrillation in China：new insights into the global burden of atrial fibrillation［J］. Chest, 2015, 147（1）：109-119. DOI：10.1378/chest. 14-0321.

［22］张学义，王乃震，潘维恩，等. 非瓣膜性房颤患者缺血性脑卒中临床危险因素的分析［J］. 中国医疗前沿，2012，7（24）：17.

［23］高彩红，安强，宋珏娴. 缺血性脑卒中患者心房颤动检出率及其影响因素的临床研究［J］. 中华老年心脑血管病杂志，2018，20（10）：1027-1031.

［24］廖一夫，曹裕民，黄俊，等. 心房颤动患者 29495 例缺血性卒中危险因素回顾性分析［J］. 岭南心血管病杂志，2018，24（02）：175-179.

［25］Coyne K S, Paramore C, Grandy S, et al. Assessing the direct costs of treating nonvalvular atrial fibrillation in the United States［J］. Value Health, 2006, 9（5）：348-356. DOI：10.1111/j. 1524-4733. 2006. 00124. x.

［26］Stewart S, Murphy N F, Walker A, et al. Cost of an emerging epidemic：an economic analysis of atrial fibrillation in the UK［J］. Heart, 2004, 90（3）：286-292. DOI：

10. 1136/hrt. 2002. 008748.

[27]Ringborg A，Nieuwlaat R，Lindgren P，et al. Costs of atrial fibrillation in five European countries：results from the Euro Heart Survey on atrial fibrillation[J]. Europace，2008，10（4）：403-411. DOI：10. 1093/europace/eun048.

[28]敖明强，潘扬，马文琦，等. 心脏科住院心房颤动患者焦虑抑郁情绪调查及其对生活质量的影响[J]. 东南大学学报（医学版），2017，36（04）：637-640.

[29]关静，王松涛，常瑜，等. 不同口服抗凝药物对非瓣膜病心房颤动患者生活质量的影响[J]. 临床心血管病杂志，2018，34（11）：1069-1072. DOI：10. 13201/j. issn. 1001-1439. 2018. 11. 008.

[30]郑朝阳，吴书林，杨平珍，等. 阵发性心房颤动射频导管消融术后生活质量随访[J]. 中华心律失常学杂志，2004（04）：24-27.

[31]崔红营，于胜波，秦牧，等. 环肺静脉射频消融对心房颤动患者抑郁和生活质量的影响[J]. 中国心脏起搏与心电生理杂志，2011，25（02）：126-129. DOI：10. 13333/j. cnki. cjcpe. 2011. 02. 015.

[32]Yu S，Zhao Q，Wu P，et al. Effect of anxiety and depression on the recurrence of paroxysmal atrial fibrillation after circumferential pulmonary vein ablation[J]. J Cardiovasc Electrophysiol，2012，23 Suppl 1：S17-S23.DOI：10.1111/j.1540-8167.2012.02436.x.

[33]卢英民，张颖，伍旭升，等. 射频消融术对持续性心房颤动患者生活质量的影响[J]. 临床心血管病杂志，2009，25（01）：39-41.

[34]李先进，韩冰，蒋树中，等. 环肺静脉前庭电隔离术对慢性心力衰竭合并心房颤动患者生活质量的影响[J]. 临床心血管病杂志，2014，30（11）：944-947. DOI：10. 13201/j. issn. 1001-1439. 2014. 11. 006.

[35]Wen-Hang Q I. Retrospective investigation of hospitalised patients with atrial fibrillation in mainland China[J]. Int J Cardiol，2005，105（3）：283-287. DOI：10. 1016/j. ijcard. 2004. 12. 042.

[36]陈新，张澍，胡大一，等. 心房颤动：目前认识和治疗建议[J]. 中华心律失常学杂志，2001（02）：5-30.

[37]杨延宗，马长生，张澍，等. 心房颤动的肺静脉和腔静脉电隔离治疗——目前的认识和建议[J]. 中华心律失常学杂志，2004（01）：5-9.

[38]黄从新，马长生，杨延宗，等. 心房颤动：目前的认识和治疗建议（二）[J]. 中华心律失常学杂志，2006（03）：167-197.

[39]黄从新，马长生，张澍，等. 经导管消融心房颤动中国专家共识[J]. 中华心律失常学杂志，2008（04）：248-258.

［40］黄从新，张澍，马长生，等. 心房颤动：目前的认识和治疗建议（2010）［J］. 中华心律失常学杂志，2010（05）：328-369.

［41］黄从新，张澍，马长生，等. 心房颤动：目前的认识和治疗建议（2012）［J］. 中华心律失常学杂志，2012（04）：246-289.

［42］黄从新，霍勇，张澍，等. 左心耳干预预防心房颤动患者血栓栓塞事件：目前的认识和建议［J］. 中华心律失常学杂志，2014，18（06）：401-415.

［43］黄从新，张澍，黄德嘉，等. 心房颤动：目前的认识和治疗建议（2015）［J］. 中华心律失常学杂志，2015，19（5）：321-322.

［44］黄从新，张澍，黄德嘉，等. 心房颤动：目前的认识和治疗建议（2018）［J］. 中华心律失常学杂志，2018，32（04）：279-280.

［45］中华医学会心电生理和起搏分会，中国医师协会心律学专业委员会心房颤动防治专家工作委员会. 左心耳干预预防心房颤动患者血栓栓塞事件：目前的认识和建议（2019）［J］. 中华心律失常学杂志，2019，23（05）：372-392.

［46］中华医学会心电生理和起搏分会，中国医师协会心律学专业委员会. 经冷冻球囊导管消融心房颤动中国专家共识［J］. 中华心律失常学杂志，2020，24（02）：96-97.

［47］Society of Cardiology, Chinese Medical Association. Retrospective investigation of hospitalized patients with atrial fibrillation in mainland China［J］. Chin Med J（Engl），2004，117（12）：1763-1767.

［48］孙丽杰，杜昕，刘书旺，等. 中国心房颤动患者抗心律失常药物的临床应用情况及处方合理性分析［J］. 中华心血管病杂志，2020，48（09）：740-747.

［49］Hou X X, He L, Du X, et al. Association between use of amiodarone for non-valvular atrial fibrillation and patient survival：from the prospective China Atrial Fibrillation Registry［J］. Chin Med J（Engl），2020，134（3）：309-317. DOI：10. 1097/CM9. 0000000000001270.

［50］汪爱虎，浦介麟，齐小勇，等. 参松养心胶囊治疗阵发性心房颤动的多中心临床研究［J］. 中华医学杂志，2011（24）：1677-1681.

［51］Chen Y, Nie S, Gao H, et al. The effects of wenxin keli on p-wave dispersion and maintenance of sinus rhythm in patients with paroxysmal atrial fibrillation：a meta-analysis of randomized controlled trials［J］. Evid Based Complement Alternat Med，2013，2013：245958. DOI：10. 1155/2013/245958.

［52］Yin Y, Dalal D, Liu Z, et al. Prospective randomized study comparing amiodarone vs. amiodarone plus losartan vs. amiodarone plus perindopril for the prevention of atrial fibrillation recurrence in patients with lone paroxysmal atrial fibrillation［J］. Eur Heart J，2006，27（15）：1841-1846. DOI：10. 1093/eurheartj/ehl135.

［53］Guo Y，Apostolakis S，Blann A D，et al. Validation of contemporary stroke and bleeding risk stratification scores in non-anticoagulated Chinese patients with atrial fibrillation［J］. Int J Cardiol，2013，168（2）：904-909. DOI：10.1016/j. ijcard. 2012. 10. 052.

［54］心房颤动抗栓研究协作组，胡大一，孙艺红，等. 华法林对非瓣膜病心房颤动抗栓的安全性和有效性研究［J］. 中华内科杂志，2006（10）：800-803.

［55］Chen K P，Huang C X，Huang D J，et al. Anticoagulation therapy in Chinese patients with non-valvular atrial fibrillation：a prospective，multi-center，randomized，controlled study ［J］. Chin Med J（Engl），2012，125（24）：4355-4360.

［56］孙艺红，胡大一. 非瓣膜病心房颤动患者全球抗凝注册研究中国亚组基线数据分析 ［J］. 中华心血管病杂志，2014，42（10）：846-850.

［57］Sun Y，Zhu J，Ma C，et al. Stroke Risk Status，Anticoagulation Treatment，and Quality-of-Life in Chinese Patients with Atrial Fibrillation：China Registry of Atrial Fibrillation （CRAF）［J］. Cardiovasc Ther，2019，2019：7372129. DOI：10.1155/2019/7372129.

［58］Jia Z，Du X，Du J，et al. Prevalence and factors associated with depressive and anxiety symptoms in a Chinese population with and without cardiovascular diseases［J］. J Affect Disord，2021，286：241-247. DOI：10.1016/j. jad. 2021. 02. 006.

［59］Ma C，Riou F L，Lu S，et al. Stroke prevention in atrial fibrillation changes after dabigatran availability in China：The GLORIA-AF registry［J］. J Arrhythm，2020，36（3）：408-416. DOI：10.1002/joa3. 12321.

［60］黄从新，张澍，马长生，等. 中国经导管消融治疗心房颤动注册研究［J］. 中华心律失常学杂志，2006（06）：468-474.

［61］黄从新，马长生，张澍，等. 中国经导管消融治疗心房颤动注册研究（2006）［J］. 中华心律失常学杂志，2008（01）：71-76.

［62］黄从新，张澍，马长生，等. 中国经导管消融治疗心房颤动注册研究（2007）［J］. 中华心律失常学杂志，2009（03）：173-177.

［63］黄从新，张澍，马长生，等. 中国经导管消融治疗心房颤动注册研究（2008）［J］. 中华心律失常学杂志，2011（04）：247-251.

［64］黄从新. 中国心房颤动注册研究及前景［J］. 中国继续医学教育，2011，3（11）：13-17.

［65］Wu G，Huang H，Cai L，et al. Long-term observation of catheter ablation vs. pharmacotherapy in the management of persistent and long-standing persistent atrial fibrillation（CAPA study）［J］. Europace，2021，23（5）：731-739. DOI：10.1093/europace/euaa356.

［66］Sun J，Chen M，Wang Q，et al. Adding six short lines on pulmonary vein isolation circumferences reduces recurrence of paroxysmal atrial fibrillation：Results from a multicenter, single-blind, randomized trial［J］. Heart Rhythm, 2021. DOI：10.1016/j. hrthm. 2021. 11. 014.

［67］Yang G, Yang B, Wei Y, et al. Catheter ablation of nonparoxysmal atrial fibrillation using electrophysiologically guided substrate modification during sinus rhythm after pulmonary vein isolation［J］. Circ Arrhythm Electrophysiol, 2016, 9（2）：e3382. DOI：10.1161/ CIRCEP. 115. 003382.

［68］Yang B, Jiang C, Lin Y, et al. STABLE-SR（Electrophysiological Substrate Ablation in the Left Atrium During Sinus Rhythm）for the treatment of nonparoxysmal atrial fibrillation：a prospective, multicenter randomized clinical trial［J］. Circ Arrhythm Electrophysiol, 2017, 10(11). DOI：10.1161/CIRCEP. 117. 005405.

［69］Dong J Z, Sang C H, Yu R H, et al. Prospective randomized comparison between a fixed "2C3L" approach vs. stepwise approach for catheter ablation of persistent atrial fibrillation ［J］. Europace, 2015, 17(12)：1798-1806. DOI：10.1093/europace/euv067.

［70］Lai Y, Liu X, Sang C, et al. Effectiveness of ethanol infusion into the vein of Marshall combined with a fixed anatomical ablation strategy（the "upgraded 2C3L" approach）for catheter ablation of persistent atrial fibrillation［J］. J Cardiovasc Electrophysiol, 2021, 32 （7）：1849-1856. DOI：10.1111/jce. 15108.

［71］Lin R, Zeng C, Xu K, et al. Dispersion-guided ablation in conjunction with circumferential pulmonary vein isolation is superior to stepwise ablation approach for persistent atrial fibrillation［J］. Int J Cardiol, 2019, 278：97-103. DOI：10.1016/j. ijcard. 2018. 12. 051.

［72］刘俊, 唐闽, Jan Kaufmann, 等. 冷冻球囊消融与冷盐水灌注射频消融治疗阵发性心房颤动的长期随访效果比较［J］. 中国心脏起搏与心电生理杂志, 2014, 28(05)：415-419. DOI：10.13333/j. cnki. cjcpe. 2014. 05. 011.

［73］Zhou G B, Guo X G, Liu X U, et al. Pulmonary vein isolation using the first-generation cryoballoon technique in Chinese patients［J］. Pacing Clin Electrophysiol, 2015, 38(9)：1073-1081. DOI：10.1111/pace. 12675.

［74］Ling T Y, Jin Q, Pan W Q, et al. Cryoballoon ablation in Chinese patients with paroxysmal atrial fibrillation：1-year follow-up［J］. Pacing Clin Electrophysiol, 2017, 40(10)：1067-1072. DOI：10.1111/pace. 13157.

［75］Zhang J, Ren Z, Wang S, et al. Efficacy and safety of cryoballoon ablation for Chinese patients over 75 years old：a comparison with a younger cohort［J］. J Cardiovasc Electrophysiol, 2019, 30(12)：2734-2742. DOI：10.1111/jce. 14220.

[76]黄从新，张澍，马长生，等. 环肺静脉消融联合心房复杂碎裂电位消融治疗心房颤动的多中心临床研究[J]. 中华心律失常学杂志，2010(05)：370-373.

[77]Liu Y, Huang H, Huang C, et al. Noninducibility after circumferential pulmonary vein isolation of paroxysmal atrial fibrillation improves clinical outcome：evidence from the Atrial Fibrillation Clinical Trial (AFCT) in China[J]. Int J Cardiol, 2012, 158(2)：332-334. DOI：10.1016/j. ijcard. 2012. 04. 133.

[78]胡志成，蒋超，刘尚雨，等. 中国心房颤动介入治疗现况与质量分析[J]. 中华心血管病杂志，2021，49(03)：224-228.

[79]Zhang X, Kuang X, Gao X, et al. RESCUE-AF in patients undergoing atrial fibrillation ablation：the RESCUE-AF trial[J]. Circ Arrhythm Electrophysiol, 2019, 12(5)：e7044. DOI：10.1161/CIRCEP. 118. 007044.

[80]Li C Y, Li S N, Jiang C Y, et al. Atrioesophageal fistula post atrial fibrillation ablation：a multicenter study from China[J]. Pacing Clin Electrophysiol, 2020, 43(7)：627-632. DOI：10.1111/pace. 13973.

[81]华伟，陈刚，张澍，等. 房室结消融加上双心室起搏治疗心力衰竭伴心房颤动患者[J]. 中华心律失常学杂志，2004(02)：56-58.

[82]王冬梅，王祖禄，臧红云，等. 心房颤动房室结消融及永久起搏器治疗长期疗效观察[J]. 中华心律失常学杂志，2006(03)：205.

[83]余英，江洪，杨波，等. 消融房室交界区加永久性起搏器植入术改善老年心房颤动患者心功能和生活质量的研究[J]. 中华心律失常学杂志，2006(04)：290-292.

[84]Su L, Cai M, Wu S, et al. Long-term performance and risk factors analysis after permanent His-bundle pacing and atrioventricular node ablation in patients with atrial fibrillation and heart failure[J]. Europace, 2020, 22(Suppl_2)：i19-i26.DOI：10.1093/europace/euaa306.

[85]Wang S, Wu S, Xu L, et al. Feasibility and efficacy of his bundle pacing or left bundle pacing combined with atrioventricular node ablation in patients with persistent atrial fibrillation and implantable cardioverter-defibrillator therapy[J]. J Am Heart Assoc, 2019, 8(24)：e14253. DOI：10.1161/JAHA. 119. 014253.

[86]张勇华，陈艳红，郭再雄，等. 非瓣膜性心房颤动患者行 Watchman？左心耳封堵术的可行性、有效性及安全性研究[J]. 中华心律失常学杂志，2017，21(02)：151-155.

[87]Zhai Z, Tang M, Su X, et al. Experience of left atrial appendage occlusion with the WATCHMAN device in Chinese patients[J]. Anatol J Cardiol, 2019, 21(6)：314-321. DOI：10.14744/AnatolJCardiol. 2019. 75435.

[88]Huang H, Liu Y, Xu Y, et al. Percutaneous left atrial appendage closure with the LAmbre

device for stroke prevention in atrial fibrillation：a prospective，multicenter clinical study ［J］. JACC Cardiovasc Interv，2017，10（21）：2188-2194. DOI：10. 1016/j. jcin. 2017. 06. 072.

［89］Wang G，Kong B，Liu Y，et al. Long-term safety and efficacy of percutaneous left atrial appendage closure with the LAmbre device［J］. J Interv Cardiol，2020，2020：6613683. DOI：10. 1155/2020/6613683.

［90］Chen M，Wang Z Q，Wang Q S，et al. One-stop strategy for treatment of atrial fibrillation：feasibility and safety of combining catheter ablation and left atrial appendage closure in a single procedure［J］. Chin Med J（Engl），2020，133（12）：1422-1428. DOI：10. 1097/CM9. 0000000000000855.

［91］Ren Z，Zhang J，Wang S，et al. Two-year outcome from combining cryoballoon ablation and left atrial appendage closure：CLACBAC study［J］. Front Cardiovasc Med，2020，7：610537. DOI：10. 3389/fcvm. 2020. 610537.

［92］石少波，刘韬，孔彬，等. 中国心房颤动患者行经皮左心耳封堵术的真实世界研究［J］. 中华心律失常学杂志，2020，24（03）：265-269.

［93］Wang Y L，Liu X，Zhang Y，et al. Optimal endpoint for catheter ablation of longstanding persistent atrial fibrillation：a randomized clinical trial［J］. Pacing Clin Electrophysiol，2018，41（2）：172-178. DOI：10. 1111/pace. 13221.

［94］Qin M，Lin R J，Wu S H，et al. Extra pulmonary vein driver mapping and ablation in paroxysmal atrial fibrillation by electrogram dispersion analysis［J］. J Cardiovasc Electrophysiol，2019，30（2）：164-170. DOI：10. 1111/jce. 13784.

［95］Zhou G，Cai L，Wu X，et al. Clinical efficacy and safety of radiofrequency catheter ablation for atrial fibrillation in patients aged ≥80 years［J］. Pacing Clin Electrophysiol，2020，43（8）：814-821. DOI：10. 1111/pace. 13932.

［96］张凝，金奇，潘文麒，等. 冷冻球囊消融治疗阵发性心房颤动的中长期临床结果［J］. 中华心律失常学杂志，2016，20（04）：327-331.

［97］贺嘉，陈雄彪，方丕华，等. 冷冻球囊消融治疗心房颤动一年随访结果分析［J］. 中华心律失常学杂志，2016，20（04）：332-335.

［98］吉懿，凌天佑，张凝，等. 冷冻球囊消融治疗阵发性心房颤动的长期临床结果［J］. 内科理论与实践，2018，13（01）：24-29. DOI：10. 16138/j. 1673-6087. 2018. 01. 006.

［99］王辰元，代玙璠，梁明，等. 二代冷冻球囊消融老年心房颤动患者的有效性和安全性研究［J］. 中华心律失常学杂志，2021，25（04）：332-336.

［100］余锂镭，王松云，袁晓玲，等. 脉冲电场消融治疗阵发性心房颤动的初步临床应用

［J］. 中国心脏起搏与心电生理杂志，2021，35（05）：434-438. DOI：10.13333/j. cnki. cjcpe. 2021. 05. 008.

［101］都渝. 胺碘酮对阵发性心房颤动患者射频消融术后近远期复发及心房结构的影响［J］. 医学临床研究，2018，35：19-25.

［102］何榕，杜昕，刘书旺，等. 心房颤动患者抗心律失常药物使用及安全性分析［J］. 中华心血管病杂志，2016，44（11）：935-939.

［103］周继强. 参松养心胶囊与胺碘酮联用治疗 102 例阵发性房颤的临床疗效观察［J］. 中国现代药物应用，2017，11（04）：119-121. DOI：10.14164/j. cnki. cn11-5581/r. 2017. 04. 055.

［104］吴桂萍，张变花，车晓文. 稳心颗粒对阵发心房颤动患者射频消融术后复发的影响［J］. 中国药物与临床，2018，18（09）：1591-1592.

［105］Qi W W, Liu T, Xu G, et al. Upstream therapeutic strategies of Valsartan and Fluvastatin on Hypertensive patients with non-permanent Atrial Fibrillation（VF-HT-AF）：study protocol for a randomized controlled trial［J］. Trials, 2015, 16：336. DOI：10.1186/s13063-015-0836-5.

［106］Lin S, Wu B, Hao Z L, et al. Characteristics, treatment and outcome of ischemic stroke with atrial fibrillation in a Chinese hospital-based stroke study［J］. Cerebrovasc Dis, 2011, 31（5）：419-426. DOI：10.1159/000323221.

［107］Sun Y, Hu D. Chinese subgroup analysis of the global anticoagulant registry in the FIELD（GARFIELD）registry in the patients with non-valvular atrial fibrillation［J］. Zhonghua Xin Xue Guan Bing Za Zhi, 2014, 42（10）：846-850.

［108］Guo Y, Wang H, Tian Y, et al. Time trends of aspirin and warfarin use on stroke and bleeding events in Chinese patients with new-onset atrial fibrillation［J］. Chest, 2015, 148（1）：62-72. DOI：10.1378/chest. 14-2018.

［109］Gao Q, Fu X, Wei J W, et al. Use of oral anticoagulation among stroke patients with atrial fibrillation in China：the China QUEST（Quality evaluation of stroke care and treatment）registry study［J］. Int J Stroke, 2013, 8（3）：150-154. DOI：10.1111/j. 1747-4949. 2011. 00716. x.

［110］Yuan H, An J, Zhang Q, et al. Rates and anticoagulation treatment of known atrial fibrillation in patients with acute ischemic stroke：a real-world study［J］. Adv Ther, 2020, 37（10）：4370-4380. DOI：10.1007/s12325-020-01469-w.

［111］Liu J, Wang Y, Guo W, et al. Temporal trends of atrial fibrillation and/or rheumatic heart disease-related ischemic stroke, and anticoagulant use in Chinese population：An 8-year study[J]. Int J Cardiol, 2021, 322: 258-264. DOI: 10. 1016/j. ijcard. 2020. 08. 046.

[112]Yu L J, Chen S, Xu Y, et al. Clinical analysis of antithrombotic treatment and occurrence of stroke in elderly patients with nonvalvular persistent atrial fibrillation[J]. Clin Cardiol, 2018, 41(10): 1353-1357. DOI: 10. 1002/clc. 23057.

[113]Wang C, Wang Y, Wang C, et al. Anticoagulation-related reduction of first-ever stroke severity in Chinese patients with atrial fibrillation[J]. J Clin Neurosci, 2014, 21(10): 1755-1760. DOI: 10. 1016/j. jocn. 2014. 01. 022.

[114]Ho C W, Ho M H, Chan P H, et al. Ischemic stroke and intracranial hemorrhage with aspirin, dabigatran, and warfarin: impact of quality of anticoagulation control[J]. Stroke, 2015, 46(1): 23-30. DOI: 10. 1161/STROKEAHA. 114. 006476.

[115]Guo Y, Pisters R, Apostolakis S, et al. Stroke risk and suboptimal thromboprophylaxis in Chinese patients with atrial fibrillation: would the novel oral anticoagulants have an impact? [J]. Int J Cardiol, 2013, 168(1): 515-522. DOI: 10. 1016/j. ijcard. 2012. 09. 187.

[116]Ho M H, Ho C W, Cheung E, et al. Continuation of dabigatran therapy in "real-world" practice in Hong Kong[J]. PLoS One, 2014, 9(8): e101245. DOI: 10. 1371/journal. pone. 0101245.

[117]Chan Y H, See L C, Tu H T, et al. Efficacy and safety of apixaban, dabigatran, rivaroxaban, and warfarin in asians with nonvalvular atrial fibrillation[J]. J Am Heart Assoc, 2018, 7(8). DOI: 10. 1161/JAHA. 117. 008150.

[118]Yang Y M, Shao X H, Zhu J, et al. Risk factors and incidence of stroke and MACE in Chinese atrial fibrillation patients presenting to emergency departments: a national wide database analysis[J]. Int J Cardiol, 2014, 173(2): 242-247. DOI: 10. 1016/j. ijcard. 2014. 02. 040.

[119]Wang H J, Si Q J, Shan Z L, et al. Effects of body mass index on risks for ischemic stroke, thromboembolism, and mortality in Chinese atrial fibrillation patients: a single-center experience[J]. PLoS One, 2015, 10(4): e123516. DOI: 10. 1371/journal. pone. 0123516.

[120]Song Z, Xu K, Hu X, et al. A study of cardiogenic stroke risk in non-valvular atrial fibrillation patients[J]. Front Cardiovasc Med, 2020, 7: 604795. DOI: 10. 3389/fcvm. 2020. 604795.

[121]Sun Y, Hu D, Stevens S, et al. Efficacy and safety of rivaroxaban versus warfarin in patients from mainland China with nonvalvular atrial fibrillation: a subgroup analysis from the ROCKET AF trial[J]. Thromb Res, 2017, 156: 184-190. DOI: 10. 1016/j.

thromres. 2017. 04. 010.

[122]Fountain R B, Holmes D R, Chandrasekaran K, et al. The PROTECT AF（WATCHMAN Left Atrial Appendage System for Embolic PROTECTion in Patients with Atrial Fibrillation）trial［J］. Am Heart J, 2006, 151（5）：956-961. DOI：10. 1016/j. ahj. 2006. 02. 005.

[123]Holmes D J, Kar S, Price M J, et al. Prospective randomized evaluation of the Watchman Left Atrial Appendage Closure device in patients with atrial fibrillation versus long-term warfarin therapy：the PREVAIL trial［J］. J Am Coll Cardiol, 2014, 64（1）：1-12. DOI：10. 1016/j. jacc. 2014. 04. 029.

[124]Reddy V Y, Sievert H, Halperin J, et al. Percutaneous left atrial appendage closure vs warfarin for atrial fibrillation：a randomized clinical trial［J］. JAMA, 2014, 312（19）：1988-1998. DOI：10. 1001/jama. 2014. 15192.

[125]Holmes D R, Reddy V Y, Turi Z G, et al. Percutaneous closure of the left atrial appendage versus warfarin therapy for prevention of stroke in patients with atrial fibrillation：a randomised non-inferiority trial［J］. Lancet, 2009, 374（9689）：534-542. DOI：10. 1016/S0140-6736（09）61343-X.

[126]Reddy V Y, Doshi S K, Kar S, et al. 5-year outcomes after left atrial appendage closure：from the PREVAIL and PROTECT AF trials［J］. J Am Coll Cardiol, 2017, 70（24）：2964-2975. DOI：10. 1016/j. jacc. 2017. 10. 021.

[127]Holmes D J, Reddy V Y, Gordon N T, et al. Long-term safety and efficacy in continued access left atrial appendage closure registries［J］. J Am Coll Cardiol, 2019, 74（23）：2878-2889. DOI：10. 1016/j. jacc. 2019. 09. 064.

[128]January C T, Wann L S, Calkins H, et al. 2019 AHA/ACC/HRS Focused update of the 2014 AHA/ACC/HRS guideline for the management of patients with atrial fibrillation：a report of the american college of cardiology/american heart association task force on clinical practice guidelines and the heart rhythm society［J］. J Am Coll Cardiol, 2019, 74（1）：104-132. DOI：10. 1016/j. jacc. 2019. 01. 011.

[129]中华医学会心血管病分会，中华心血管病杂志编辑委员会. 中国左心耳封堵预防心房颤动卒中专家共识（2019）［J］. 中华心血管病杂志, 2019（12）：937-938.

[130]Boersma L V, Ince H, Kische S, et al. Evaluating real-world clinical outcomes in atrial fibrillation patients receiving the WATCHMAN left atrial appendage closure technology：final 2-year outcome data of the EWOLUTION trial focusing on history of stroke and hemorrhage［J］. Circ Arrhythm Electrophysiol, 2019, 12（4）：e6841. DOI：10. 1161/CIRCEP. 118. 006841.

［131］Osmancik P，Herman D，Neuzil P，et al. Left atrial appendage closure versus direct oral anticoagulants in high-risk patients with atrial fibrillation［J］. J Am Coll Cardiol，2020，75 （25）：3122-3135. DOI：10. 1016/j. jacc. 2020. 04. 067.

［132］戴雯莉，杨然，国鹏飞，等. 左心耳封堵术用于老年心房颤动患者卒中预防的临床分析［J］. 中华内科杂志，2021，60(09)：822-826.

［133］黄鹤，唐艳红，黄从新. 进一步深化对左心耳封堵预防心房颤动患者血栓栓塞事件的认识［J］. 中华心律失常学杂志，2020，24(03)：185-187.

［134］Park J W，Sievert H，Kleinecke C，et al. Left atrial appendage occlusion with lambre in atrial fibrillation：Initial European experience［J］. Int J Cardiol，2018，265：97-102. DOI：10. 1016/j. ijcard. 2018. 02. 120.

［135］中国老年学学会心脑血管专业委员会非瓣膜病心房颤动患者应用新型口服抗凝药物中国专家共识组. 中国房颤抗凝的现状与未来［J］. 中国心血管病研究，2014，12 （9）：769-770. DOI：10. 3969/j. issn. 1672-5301. 2014. 09. 001.

［136］Bosch N A，Cimini J，Walkey A J. Atrial Fibrillation in the ICU［J］. Chest，2018，154 （6）：1424-1434. DOI：10. 1016/j. chest. 2018. 03. 040.

［137］Zhao Z，Niu X，Dong Z，et al. Upstream therapeutic strategies of valsartan and fluvastatin on hypertensive patients with non-permanent atrial fibrillation［J］. Cardiovasc Ther，2018，36(6)：e12478. DOI：10. 1111/1755-5922. 12478.

［138］史亚绘，石花. 探讨替米沙坦在心房颤动上游治疗中的临床疗效及对患者心房颤动复发率的影响［J］. 中国临床医生杂志，2021，49(11)：1304-1307.

［139］Chen S，Acou W J，Kiuchi M G，et al. Association of preoperative renin-angiotensin system inhibitors with prevention of postoperative atrial fibrillation and adverse events：a systematic review and meta-analysis［J］. JAMA Netw Open，2019，2（5）：e194934. DOI：10. 1001/jamanetworkopen. 2019. 4934.

［140］Neefs J，van den Berg N W，Limpens J，et al. Aldosterone pathway blockade to prevent atrial fibrillation：a systematic review and meta-analysis［J］. Int J Cardiol，2017，231：155-161. DOI：10. 1016/j. ijcard. 2016. 12. 029.

［141］谭鹏进，商丽华，刘建国，等. 缬沙坦与螺内酯对心房颤动射频消融术后心房基质的影响［J］. 中国循证心血管医学杂志，2021，13(08)：986-989.

［142］Jia Q，Han W，Shi S，et al. The effects of ACEI/ARB，aldosterone receptor antagonists and statins on preventing recurrence of atrial fibrillation：A protocol for systematic review and network meta-analysis［J］. Medicine（Baltimore），2021，100（1）：e24280. DOI：10. 1097/MD. 0000000000024280.

［143］陶依娆，杨东辉. 脂肪酸与心房颤动相关性研究进展［J］. 中国心脏起搏与心电生理杂志，2021，35（01）：66-69. DOI：10. 13333/j. cnki. cjcpe. 2021. 01. 016.

［144］Ge Q, Zhao L, Ren X M, et al. LCZ696, an angiotensin receptor-neprilysin inhibitor, ameliorates diabetic cardiomyopathy by inhibiting inflammation, oxidative stress and apoptosis［J］. Exp Biol Med（Maywood），2019，244（12）：1028-1039. DOI：10. 1177/1535370219861283.

［145］He S, Wang Y, Yao Y, et al. Inhibition of KCa3. 1 channels suppresses atrial fibrillation via the attenuation of macrophage pro-inflammatory polarization in a canine model with prolonged rapid atrial pacing［J］. Front Cardiovasc Med, 2021, 8：656631. DOI：10. 3389/fcvm. 2021. 656631.

［146］Wang Y, Xiong X, Xie B, et al. A brain-stellate ganglion-atrium network regulates atrial fibrillation vulnerability through macrophages in acute stroke［J］. Life Sci, 2019, 237：116949. DOI：10. 1016/j. lfs. 2019. 116949.

附录一 关于印发心房颤动分级诊疗技术方案的通知

国卫办医函〔2019〕710 号

各省、自治区、直辖市卫生健康委、中医药管理局，新疆生产建设兵团卫生健康委：

为贯彻落实《国务院办公厅关于推进分级诊疗制度建设的指导意见》（国办发〔2015〕70 号）有关要求，指导各地做好分级诊疗工作，国家卫生健康委和国家中医药局组织制定了心房颤动分级诊疗技术方案（可从国家卫生健康委网站医政医管栏目、国家中医药局网站通知公告栏目下载），现印发给你们，请参照执行。各省级卫生健康行政部门、中医药主管部门要加强对分级诊疗制度建设工作的组织领导，有关工作进展情况及时报国家卫生健康委和国家中医药局。

国家卫生健康委联系人：医政医管局　胡瑞荣、王毅

电话：010-68791885

传真：010-68792195

邮箱：yzygjzyc@nhfpc.gov.cn

国家中医药局联系人：郦媛媛

电话：010-59957760

传真：010-59957684

邮箱：yzsylglc@ satcm.gov.cn

附件：1. 心房颤动分级诊疗重点任务及服务流程图
　　　2. 心房颤动分级诊疗服务技术方案

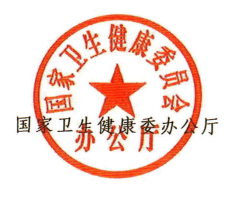

国家卫生健康委办公厅

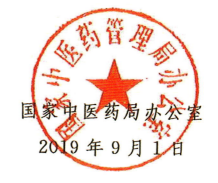

国家中医药局办公室

2019 年 9 月 1 日

（信息公开形式：主动公开）

附件 1

心房颤动分级诊疗重点任务及服务流程图

一、建立心房颤动分级诊疗健康档案

根据心房颤动(以下简称房颤)患病率、发病率、就诊率和分级诊疗技术方案,确定适合分级诊疗服务模式的患者,记录人口学信息和评估病情。加强信息系统建设,建立联通二级以上医院和基层医疗卫生机构的信息系统,方便查阅患者疾病相关信息,逐步建立房颤相关数据库(含中医药相关数据)。

二、明确不同级别医疗机构的功能定位

(一)基层医疗卫生机构。有条件的基层医疗卫生机构可开展,负责房颤防治宣教、初步识别、接续治疗、康复和随访。结合上级医院已制定的诊疗方案进行规范诊治;实施随访及定期体检;实施双向转诊;建立房颤专病档案,做好信息管理工作。开展健康教育,指导患者自我健康管理。鼓励参与房颤专病中心建设,与二级以上医院建立远程心电网络,进行房颤初步识别。

(二)二级医院。除急诊患者外,主要为病情稳定者提供治疗、康复、随访等全程管理服务。为病情相对稳定房颤患者提供个体化规范治疗。对有严重并发症、手术适应证者,转诊至三级医疗机构。定期评估下级医疗机构的医疗质量。鼓励有条件的医院开展房颤专病中心建设,建立远程心电网络,与三级医院和基层医疗卫生机构联动,形成房颤疾病诊治网络体系。

(三)三级医院。主要为有严重基础疾病及严重并发症、手术适应证的房颤患者提供诊疗服务。制定个体化的诊疗方案,将病情稳定者转至下级医院。通过医联体、远程医疗等形式,提供会诊并协助下级医院制定治疗方案。对下级医疗机构进行技术指导、业务培训

和质控管理。鼓励建设房颤专病中心，建立房颤专病区域数据库，加强区域内房颤单病种管理工作。

三、明确房颤分级诊疗服务流程

（一）基层医疗卫生机构服务流程（图 1）。

签约服务流程：接诊患者并进行初步识别→判断是否能够纳入分级诊疗服务→对可以纳入分级诊疗服务的，经患者知情同意后签约→建立房颤专病档案→在诊疗能力范围内的，为患者制定治疗方案→按签约内容开展日常体检、康复及健康管理。

上转患者流程：全科医生判断患者符合转诊标准→转诊前与患者和/或家属充分沟通→根据患者病情确定上转医院层级→联系二级及以上医院→二级及以上医院专科医师确定患者确需上转→全科医生开具转诊单、通过信息技术与上转医院共享患者相关信息→将患者上转至二级及以上医院。

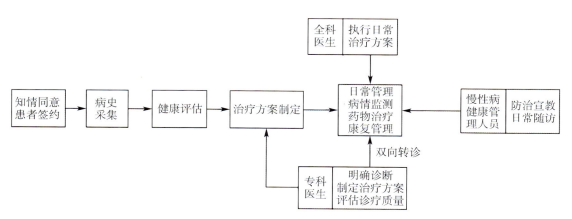

图 1　基层医疗卫生机构分级诊疗服务流程

（二）二级医院服务流程（图 2）。

初诊患者流程：接诊患者并进行诊断→制定治疗方案→给患者积极治疗→患者病情稳定，判断是否能够纳入分级诊疗服务→可以纳入分级诊疗服务的患者转至基层就诊/三级医院→定期/不定期派内科医师到基层医疗卫生机构指导诊疗，对分级诊疗服务质量进行评估。

接诊上转患者及下转流程：接诊患者并进行诊断→制定治疗方案→患者经治疗稳定、

符合下转标准→转诊前与患者和/或家属充分沟通→联系基层医疗卫生机构→专科医生开具转诊单、通过信息技术与下转医院共享患者相关信息→将患者下转至基层医疗卫生机构。

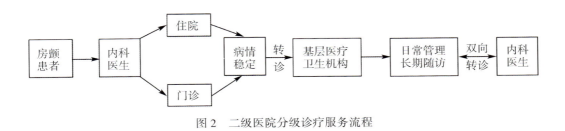

图2 二级医院分级诊疗服务流程

(三)三级医院服务流程(图3)。

初诊患者流程:接诊患者并进行诊断→制定治疗方案→给患者积极治疗→患者病情稳定,判断是否能够纳入分级诊疗服务→可以纳入分级诊疗服务的患者转至二级/基层医疗机构就诊→定期/不定期派专科医师到二级/基层医疗机构指导诊疗,对分级诊疗服务质量进行评估。

接诊上转患者及下转流程:接诊患者并进行诊断→制定治疗方案→患者经治疗稳定、符合下转标准→转诊前与患者和/或家属充分沟通→联系二级/基层医疗卫生机构→专科医生开具转诊单、通过信息技术与下转医院共享患者相关信息→将患者下转至二级/基层医疗机构。

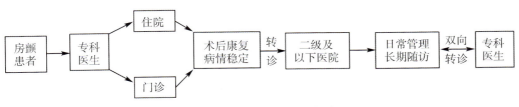

图3 三级医院分级诊疗服务流程

附件 2

心房颤动分级诊疗服务技术方案

心房颤动(以下简称房颤)是一种以快速、无序心房电活动为特征的室上性快速性心律失常。心房因无序电活动而失去有效收缩，导致心脏泵血功能下降，心房内附壁血栓形成，是心力衰竭、缺血性脑卒中等疾病的重要原因。房颤致残率、致死率高，严重影响患者的生活质量，是心血管病患者住院和死亡的常见原因，给家庭和社会带来了沉重负担。对房颤患者早期发现、早期治疗、全程规范管理，可改善患者的生存质量，降低住院率和死亡率。

一、我国房颤的现状

2004 年流行病学调查显示，我国 30~85 岁人群中房颤患病率为 0.65%，并随年龄增长而显著增加，在 80 岁以上人群中患病率高达 7.5%。有资料显示，房颤致残率高，男性为 64.5/10 万，女性为 45.9/10 万，并导致女性、男性全因死亡率分别增加 2 倍、1.5 倍。目前，我国房颤规范化治疗率低，区域协同诊疗体系尚未建立。科学地推进分级诊疗，为房颤患者提供规范、有效的全程管理，对保障患者健康权益具有重要意义。

二、房颤分级诊疗服务目标、路径与双向转诊标准

(一)目标。引导医疗机构落实功能定位，充分发挥不同类别、不同级别医疗机构的协同作用，规范房颤患者临床诊疗行为，加强对房颤患者全程管理，改善房颤患者预后。

(二)医疗机构功能定位。

1. 三级医院。主要为有严重基础疾病及严重并发症、手术适应证的房颤患者提供诊疗服务。制定个体化的诊疗方案，将病情稳定者转至下级医院。通过医联体、远程医疗等

形式，提供会诊并协助下级医院制定治疗方案。对下级医疗机构进行技术指导、业务培训和质控管理。鼓励建设房颤专病中心，建立房颤专病区域数据库，加强区域内房颤单病种管理工作。

2. 二级医院。主要为病情稳定者提供治疗、康复、随访等全程管理服务。为病情相对稳定的房颤患者提供个体化的规范治疗。对有严重并发症、手术适应证者，转诊至三级医疗机构。定期评估下级医疗机构的医疗质量。鼓励有条件的医院开展房颤专病中心建设，建立远程心电网络，与三级医院和基层医疗卫生机构联动，形成房颤疾病诊治网络体系。

3. 基层医疗卫生机构。有条件的基层医疗卫生机构可开展房颤防治宣教、初步识别、接续治疗、康复和随访。结合上级医院已制定的诊疗方案进行规范诊治；实施随访及定期体检；实施双向转诊；建立房颤专病档案，做好信息管理工作。开展健康教育，指导患者自我健康管理。鼓励参与房颤专病中心建设，与二级以上医院建立远程心电网络，进行房颤初步识别。

（三）分级诊疗路径（图1）。

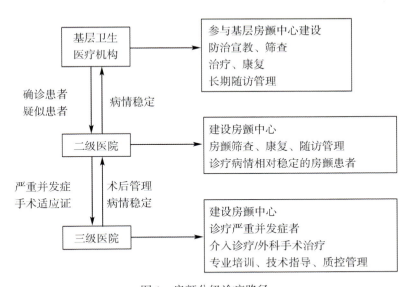

图1 房颤分级诊疗路径

（四）双向转诊标准。

1. 基层医疗卫生机构上转至二级及以上医院的标准。

（1）社区初诊或疑似房颤的患者。

(2)既往病情稳定,出现以下情况之一,应及时转至二级以上医院救治:

①基础疾病加重,经治疗不能缓解;

②出现严重并发症,如血流动力学紊乱、血栓栓塞、抗凝出血情况、心力衰竭等。

(3)对具有中医药治疗需求的房颤患者,出现以下情况之一的,应当转诊:

①基层医疗卫生机构不能提供房颤中医辨证治疗服务时;

②经中医药治疗疗效不佳者。

2. 二级医院上转至三级医院的标准。

(1)急性房颤,伴有血流动力学紊乱者。

(2)基础疾病重症者。

(3)出现严重并发症者。

(4)符合介入诊疗和手术适应证者,包括导管消融、左心耳封堵、外科治疗等。

(5)有中医药治疗需求,经中医药治疗疗效不佳者。

3. 三级医院下转至二级医院或基层医疗卫生机构的标准。

(1)病情稳定。

(2)治疗方案已明确,需常规治疗和长期随访。

(3)诊断明确的,可进行临终姑息治疗的终末期患者。

4. 二级医院转至基层医疗卫生机构的标准。

诊断明确,治疗方案确定,并发症控制良好,需常规治疗、康复和长期随访者。

三、房颤患者的初步识别、诊断、评估

(一)房颤的初步识别。应当重视人群中房颤的初步识别,特别是具有房颤高危患病因素的人群,如65岁以上、高血压、糖尿病、冠心病、心肌病、脑梗死等患者。通过常规或长程心电图诊断房颤,记录人口学、症状、基础疾病等信息。

(二)房颤诊断和评估。

1. 病史采集。

(1)现病史:发病时间,症状及治疗情况。有无心悸、乏力、胸闷、运动耐量下降、头昏、黑矇、晕厥等;症状出现的时间、程度、诱因、加重/缓解因素;其他伴随症状。采用欧洲心律学会(EHRA)症状评级标准以评估症状严重性(表1)。

表1　EHRA 房颤症状评级标准

EHRA 评级	症状严重程度	描　　述
1	无	房颤不引起任何症状
2a	轻度	日常活动不受房颤相关症状的影响
2b	中度	日常活动不受房颤相关症状的影响，但受到症状困扰
3	严重	日常活动受到房颤相关症状的影响
4	致残	正常日常活动终止

（2）既往史：有无心血管危险因素、心血管基础疾病、合并疾病、全身性疾病等，如甲状腺疾病。

（3）个人史：是否有相关诱因，如酗酒、过量饮用咖啡、喜饮浓茶、吸烟等。

（4）家族史：是否有房颤家族史。

（5）社会心理因素。

2. 体格检查。应进行全面查体，重点检查生命体征（血压、心率、呼吸频率）、心脏检查（注意心率、心律、心音）、脉搏（脉律、桡动脉、颈静脉）、身高、体重。

3. 辅助检查。

（1）实验室检查：包括血清电解质、肝肾功能、血常规、甲状腺功能等。

（2）心电检查：可采用瞬时、长程、植入装置记录，也可采用佩戴装置记录。

（3）影像学检查：应常规行经胸超声检查以明确心脏结构和功能、是否有附壁血栓等；必要时，可行经食道超声心动图、X 线胸片、CT、MRI（心、脑）等进一步评估。

4. 房颤的分类。通常分为阵发性房颤（paroxysmal AF）、持续性房颤（persistent AF）、长程持续性房颤（long-standing persistent AF）、永久性房颤（permanent AF）4 类（表2）。

表2　房颤的分类

分类	定　　义
阵发性房颤	发作后 7 天内自行或干预终止的房颤
持续性房颤	持续时间超过 7 天的房颤
长程持续性房颤	持续时间超过 1 年的房颤
永久性房颤	医生和患者共同决定放弃恢复或维持窦性心律的一种类型，反映了患者和医生对房颤的治疗态度，而不是房颤自身的病理生理特征，如重新考虑节律控制，则按照长程持续性房颤处理

5. 血栓栓塞危险评估。应定期评估其血栓栓塞风险。对非瓣膜性房颤患者血栓栓塞风险的评估推荐采用 $CHA_2DS_2\text{-}VASc$ 评分方法(表3),≥2 分的男性或≥3 分的女性发生血栓事件的风险较高。瓣膜病、肥厚性心肌病、心腔内有血栓或有自发超声回声现象等亦视为高危血栓风险。

表3 非瓣膜病性房颤卒中危险 $CHA_2DS_2\text{-}VASc$ 积分

缩写	$CHA_2DS_2\text{-}VAS_C$ 评分	评分
C	慢性心力衰竭、左心室收缩功能障碍	1
H	高血压	1
A	≥ 75 岁	2
D	糖尿病	1
S	脑卒中、短暂性脑缺血发作、血栓栓塞史	2
V	血管疾病(外周动脉疾病、心肌梗死、主动脉斑块)	1
A	65-74 岁	1
Sc	女性	1
总分		9

6. 出血风险评分。推荐使用 HAS-BLED 积分评估抗凝出血风险,≤2 分为出血低风险,≥3 分提示出血风险增高(表4)。对于评分≥3 分者应注意防治增加出血风险的因素。

表4 房颤出血风险 HAS-BLED 积分

缩写	HAS-BLED 评分	评分
H	高血压(收缩压>160mmHg)	1
A	肝功能异常(肝纤维化、胆红素>2 倍、ALT>3 倍)	1
	肾功能异常(慢性透析、肾移植、Cr≥200μmol/L)	1
S	脑卒中	1
B	出血(出血史、出血倾向)	1
L	INR 值易波动(INR 不稳定、在治疗窗内的时间<60%)	1
E	老年(>65 岁)	1
D	药物(合并应用抗血小板药物、非甾体类抗炎药)	1
	嗜酒(≥8 个饮酒量/周)	1
总分		9

7. 应用中医药治疗时，应全面采集中医四诊信息，做出中医证候诊断以辨证施治。

（三）基础疾病评估。常见的基础疾病包括心血管疾病（心力衰竭、冠心病、心脏瓣膜病变、高血压、血脂异常、血管疾病等）和非心血管疾病（慢性肺疾病、糖尿病、慢性肾脏病、甲状腺功能异常、睡眠呼吸障碍等），需要尽早识别，合理管理。

四、房颤的治疗

（一）治疗目标。控制心脏节律、控制心室率、预防卒中等栓塞事件，以改善临床症状、提高生活质量，降低致残、致死率。

（二）一般治疗。

1. 管理基础疾病及危险因素。各级医疗机构均应合理管理基础疾病，有效控制危险因素。

2. 预防卒中。包括规范药物抗凝治疗，左心耳封堵/夹闭/切除。

（1）药物治疗。服用华法林时，应定期监测国际标准化比值（international normalized ratio，INR），其目标值为 2.0~3.0。服用新型口服抗凝药（NOAC），包括达比加群、利伐沙班、艾多沙班等。用药前应评估肝肾功能及凝血功能。

（2）经皮左心耳封堵/夹闭/切除。对于 CHA_2DS_2-VASc 评分 ≥ 2 的非瓣膜性房颤患者，具有下列情况之一，推荐经皮左心耳封堵/夹闭/切除术预防血栓栓塞事件：

①不适合长期规范抗凝治疗；

②长期规范抗凝治疗的基础上仍发生血栓栓塞事件；

③HAS-BLED 评分 ≥ 3。

3. 控制心室率。急性快心室率的房颤患者，应评估心室率增快的原因，根据患者临床症状、体征、左室射血分数（LVEF）和血流动力学特点选择合适药物。长期心室率控制，包括长期口服药物及房室结消融+永久性心脏起搏器植入。

（1）药物治疗。药物选择流程如图 2 所示。

①β-受体阻滞剂：酒石酸美托洛尔、琥珀酸美托洛尔、阿替洛尔、艾司洛尔、普萘洛尔、纳多洛尔、卡维地洛、比索洛尔。

②非二氢吡啶类钙离子拮抗剂：维拉帕米、地尔硫䓬。

③洋地黄类：地高辛、西地兰。

④胺碘酮。

（2）房室结消融+植入永久起搏器。当药物不能有效控制心室率且症状严重不能改善时，消融房室结并植入永久性起搏器可作为控制心室率的选择治疗策略。

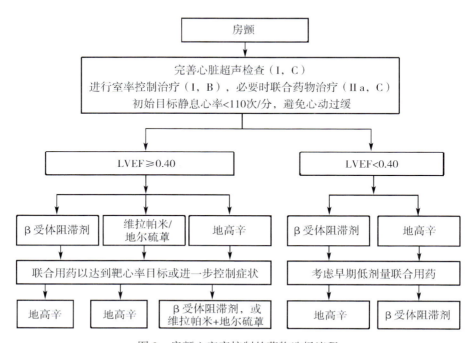

图 2 房颤心室率控制的药物选择流程

（引自心房颤动：目前的认识和治疗的建议（2018），中国心脏起搏与心电生理杂志，2018，32（4）：315-368.）

4. 控制心脏节律。恢复和维持窦性心律是房颤治疗的重要目标，包括心脏电复律、抗心律失常药物治疗、导管消融治疗等。电复律存在血栓栓塞的风险，复律前需确认心房内是否有血栓，并应依据房颤持续时间而采用恰当的抗凝。近期发作的房颤节律控制治疗流程如图 3 所示。不具备手术治疗能力的医疗机构如遇符合手术适应证者应及时启动转诊流程。

（1）药物复律：氟卡尼、胺碘酮、普罗帕酮、伊布利特、维纳卡兰、多非利特。

（2）电复律：同步直流电复律，首选用于伴有严重血流动力学障碍及预激综合征旁路前传伴快速心室率的患者，有症状的持续性或长期持续性患者。

（3）导管消融：冷冻消融、射频消融。

（4）外科治疗：迷宫手术、微创房颤外科消融手术。

（5）内外科杂交手术。

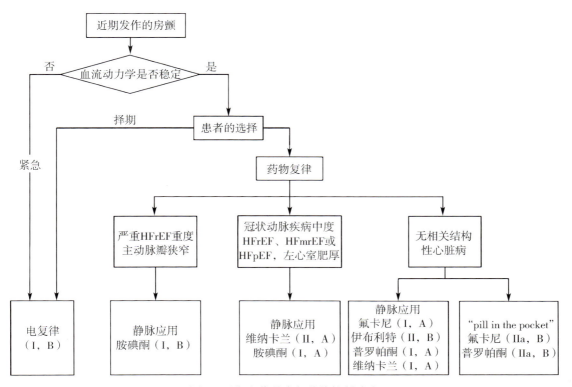

图 3 近期发作的房颤节律控制治疗

(引自心房颤动：目前的认识和治疗的建议(2018)，中国心脏起搏与心电生理杂志，2018，32（4）：315-368.)

五、急性房颤的治疗

急性房颤包括房颤首次发作、阵发性房颤发作期以及持续性或永久性房颤发生快速心室率和/症状加重。常由于心室率过快和不规则，出现症状突然明显加重，包括心悸、气短、乏力、头晕、活动耐量下降。严重者包括静息状态呼吸困难、胸痛、晕厥前兆或者晕厥等。急性房颤需尽快明确诊断并启动治疗，血流动力学不稳定者需及时电复律(图4)。

(一)治疗原则和目标。维持血流动力学，纠正急性房颤的病因和诱因；转复窦律、控制心室率和预防卒中；改善生活质量和远期预后。

(二)治疗。

1. 基层医疗卫生机构。对血流动力学不稳定的患者给予初始监测评估(包括血氧饱和度、血压等)和基本治疗、生命支持，及时启动转诊流程。

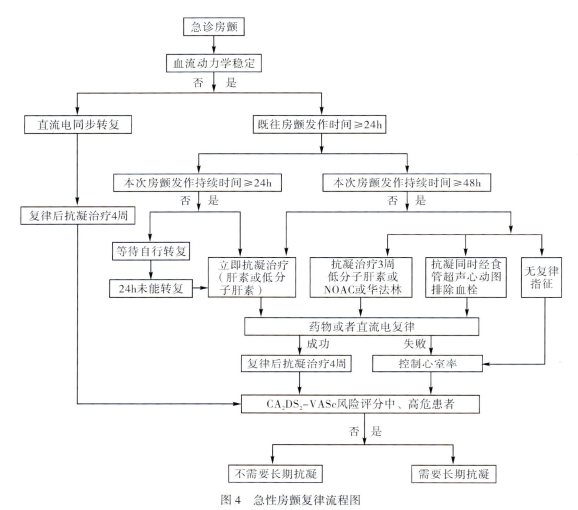

图 4　急性房颤复律流程图

（引自心房颤动：目前的认识和治疗的建议（2018），中国心脏起搏与心电生理杂志，2018，32（4）：315-368.）

2. 二级以上医院。

（1）血流动力学不稳定的急性房颤的处理：

①同步直流电复律；

②抗凝治疗：普通肝素、低分子肝素、口服抗凝剂；

③迅速识别病因和诱因，并给予针对性治疗；

④二级医院待病情稳定后，亦可启动转诊流程。

（2）血流动力学稳定的急性房颤处理：首先，评价血栓栓塞的风险，决定是否需要抗凝治疗；其次，根据心室率、症状和有无器质性心脏病，决定是否需要控制心室率；最后，决定是否复律、复律的时间、复律的方式以及复律后预防房颤复发。

①抗凝治疗：肝素、华法林、新型口服抗凝剂。

②控制心室率：β-受体阻滞剂、非二氢吡啶类钙拮抗剂、洋地黄类或胺碘酮。房颤伴预激患者，禁用非二氢吡啶类钙拮抗剂和洋地黄类药物。

③复律治疗：电复律、药物复律。

④病情稳定后，转至普通病房行规范化治疗和长期随访管理。

六、房颤的中医辨证论治

遵循中医药"四诊合参"的原则，采集患者的病史、症状与体征、舌脉诊等信息，综合评估患者病情，把握房颤基本病机进行中医辨证治疗。

(一)中药辨证论治。

1. 气阴两虚证。

治法：益气养阴，复脉安神。

推荐方药：炙甘草汤加减。

2. 心虚胆怯证。

治法：益气养心，安神定悸。

推荐方药：安神定志丸加减。

3. 痰热内扰证。

治法：清热化痰，宁心安神。

推荐方药：黄连温胆汤加减。

4. 气虚血瘀证。

治法：益气活血，养心安神。

推荐方药：补阳还五汤加减。

(二)针灸等中医特色疗法。

七、房颤患者的全程管理

房颤患者需要多学科合作的全程管理，涉及初步识别、门诊、住院、手术、随访、康复等多个环节，包括急诊救治、规范化抗凝、节律控制、心室率控制、合并症的诊疗、长期随访、生活方式干预、健康教育、患者自我管理等全程规范化管理。

（一）管理目的。控制房颤发作，预防并发症，提高生活质量，降低住院率及致残、致死率。

（二）患者管理。

1. 成立房颤管理团队：由心内科、心外科、神经内科、神经外科、老年病科、内分泌科、急诊科、康复科、影像科、介入科、全科医生、护士、药师等组成，团队中应有中医类别医师。

2. 逐步建立房颤随访制度及医疗健康档案。有条件的医院可设立房颤专病门诊。

3. 根据患者病情制定出院计划和随访方案。随访安排流程见图5。药物治疗患者每月随访一次，手术患者根据手术类型定期随访。根据实际情况可采取门诊随访、社区上门随访、电话随访等方式。

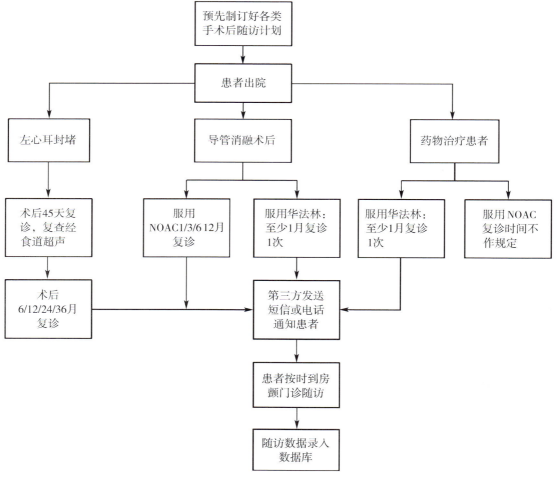

图 5　房颤患者随访流程

4. 随访内容。

(1)房颤发作频率；

(2)是否规范化抗凝治疗；

(3)药物/手术治疗安全性，有效性；

(4)是否发生房颤相关心血管事件；

(5)接受中医药治疗的患者，评估其证候变化。

5. 患者教育及康复管理

(1)提高患者的依从性和自我管理能力；

(2)了解房颤的基础知识、血栓风险、抗凝出血风险、如何监测心率/心律和症状自我评估；保持健康生活方式，及时按照随访安排定期随访等；

(3)对有并发症并致功能减弱或障碍者，应予康复管理，包括制定康复方案，康复教育及针对性康复训练；

(4)了解房颤中医药防治的基本知识。

6. 中医健康管理

(1)中医健康状态评估、体质辨识或辨证；

(2)运动调养：指导患者选择个性化运动方式(如导引、太极拳、八段锦、五禽戏等)，合理控制运动量、运动时间和运动频率；

(3)生活指导：慎起居、适寒温、节饮食、勿过劳；

(4)辨证施膳：根据证候分型、体质辨识和食物性味归经等综合评估给予膳食指导；

(5)情志调理。

八、房颤患者管理质控指标

(一)二级以上医院房颤患者管理质控指标。

1. 抗凝适应证患者规范抗凝率。

2. 随访计划及定期随访率。

3. 手术病人的成功率及事件发生率。

(二)基层医疗卫生机构房颤患者管理质控指标。

1. 房颤患者自我管理宣教率。

2. 疑似及高危房颤患者的转出人数。

3. 稳定期房颤患者随访及康复治疗率。

4. 房颤患者中医药防治知识知晓率。

附录二　中国房颤中心认证标准及质控标准系列文件

前　言

各房颤中心、房颤中心建设单位：

中国房颤中心建设已逾三年，取得了丰硕的建设成果，已造福于广大房颤患者。为了优化建设全程，在认真总结三年以来建设经验的基础上，结合新形势、新要求，经组织相关专家，对《中国房颤中心认证标准1.0(标准版及基层版)》进行修订，并形成相应的2.0版；制定了《中国房颤中心示范基地认证标准(标准版及基层版)1.0》及《中国房颤中心质控方案(标准版及基层版)1.0》，现予以公布，供各房颤中心、房颤中心建设单位在深化房颤中心建设时参考。

在上述文本形成的过程中，汤宝鹏、苏晞、徐亚伟、程晓曙、吴立群、韩学斌、徐伟、郑强荪、唐艳红、黄从新等教授为此付出了极大努力，在此表示衷心谢忱。也感谢拜耳公司对此给予了大力支持。

中国房颤中心联盟

中国房颤中心联盟专家委员会

2021 年 8 月 10 日

中国房颤中心认证标准
（标准版 2.0）

（中国房颤中心联盟、中国房颤中心联盟专家委员会，2021 年 2 月修订）

为使房颤中心建设更加规范、有序，房颤中心联盟在总结三年以来建设经验的基础上，结合新形势、新要求，组织相关专家对《中国房颤中心认证标准（标准版 1.0）》进行修订，现将修订后的"标准版 2.0"予以公布，供各房颤中心、各房颤中心建设单元在深化房颤中心建设时参考。

第一部分　基本条件与资质（150 分）

房颤中心申请认证之前，必须满足本部分的全部条件。

一、房颤中心的组织机构（26 分）

由于房颤中心是通过整合院内外相关优势技术和力量为房颤患者提供规范、便捷诊疗通道的机构，既可以是在不改变现有结构基础之上实体运作的虚拟机构，也可以是重新组建的实体机构。但不论何种方式，房颤中心的建设均涉及医院内外许多部门和学科，必须有一套相应的组织机构进行协调和管理。组织机构的形式可以因不同医院的实际情况而定，但基本要求和任务是相同的。

1. 医院发布正式文件成立房颤中心及房颤中心专家委员会，要求：（10 分，资料）

1.01　由医院院长或分管医疗副院长任房颤中心专家委员会主任委员，分管房颤中心专家委员会工作，主持房颤中心的建设、认证工作和重大决策。（3 分，资料）

1.02　书面文件明确房颤中心的工作职责。（3 分，资料）

1.03　明确房颤中心具有调动医院资源为房颤中心建设和运行提供保障的权力。（3 分，资料）

1.04　房颤中心成立并实际运作至少 6 个月以上才能申请认证。（1 分，资料）

说明：1.01-1.04 需上传医院正式文件的扫描件。

2. 任命房颤中心医疗主任，要求：（6分，资料）

1.05　医院正式任命一名具有心血管内科专业背景、具有高级职称的医师担任房颤中心医疗主任，且该医师应具备较强的组织协调能力、专业技能，必须具备对房颤患者进行诊断及救治（含紧急处理及长期治疗）的能力。（3分，资料）

1.06　正式文件明确房颤中心医疗主任的职责。（3分，资料）

说明：1.05-1.06 需上传以下材料：

（1）房颤中心医疗主任任命文件的扫描件；

（2）明确房颤中心医疗主任职责的正式文件；

（3）房颤中心医疗主任的专业资质文件、资格证书和职称证书。

3. 组建房颤中心专家委员会，要求：（10分，资料）

1.07　房颤中心专家委员会主任委员：具有较高的学术造诣，熟知房颤基础与临床研究现状，有较强的组织协调能力。（3分，资料）

1.08　房颤中心专家委员会组成：应由心内科、心外科、神经内科、内分泌科、急诊科、老年病科等学科的专家共同组成。（3分，资料）

1.09　分管医疗副院长应是房颤中心专家委员会的主任委员或副主任委员。（3分，资料）

1.10　房颤中心设秘书1人，负责协调各学科工作。（1分，资料）

说明：1.07-1.10 需上传以下材料：

（1）专家委员会的任命文件的扫描件；

（2）专家委员的资格证书、职称证书扫描件；

（3）秘书的资质介绍与工作职责。

二、医院对房颤中心的支持与承诺（20分）

房颤中心建设需要医院的大力支持，医院在成立房颤中心时应发布正式文件，做出全力支持房颤中心建设的承诺，该文件必须包括以下内容：

1.11　全力支持房颤中心的建设与认证，承诺分配相应人力、设备和财政资源，并做好监察、考核、质量控制等工作，确保房颤中心规范化运行。（6分，资料）

1.12　对房颤中心在优化诊疗流程过程中所涉及的院内外标识与指引、门急诊的布局等进行改造，对医院各部门的工作流程、管理制度进行相应的调整，以适应房颤中心流程优化需求。（8分，资料）

1.13　承诺与基层转诊医院、社区医疗机构等签署联合救治房颤患者的协议。（3分，资料）

1.14　承诺支持并协助房颤中心实施各类培训计划。(3分，资料)

说明：1.11-1.14需上传包含以上全部内容的医院正式承诺函的扫描件，请用一份加盖医院公章的正式下发文件来体现相关内容(注：此承诺函与在网上注册时提交的承诺函不同)。

三、房颤门、急诊的配套功能区域设置及标识(20分)

1.15　在医院门、急诊的入口处设置醒目的房颤中心或房颤门、急诊的指引和标识，旨在为不熟悉医院环境的房颤患者能顺利找到房颤门、急诊。(3分，资料+现场)

1.16　在门诊大厅、医院内流动人群集中的地方均应有指引通往房颤门、急诊的醒目标识，指引需要急救的患者快速进入房颤急、门诊。(3分，资料+现场)

1.17　房颤门、急诊有标准的房颤就诊流程图。(3分，资料+现场)

1.18　房颤门诊应具备心电图检查条件，房颤急诊应具备床旁心电图检查条件。(3分，现场)

1.19　房颤急诊(或急诊科)应具备床旁快速检测凝血功能及国际标准化比值(INR)的设备，确保抽血后快速获取检测结果。(4分，现场)

1.20　急诊科应配备相应的设施(例如心电图机、供氧系统、监护仪、除颤器、呼吸机等急救器材和急救药品)，上述抢救设备、面积、床位等配置应以能满足医院所承担的任务为原则。(4分，现场)

说明：1.15-1.17需上传医院指引、标识和流程图图片文件的扫描件。

四、人员资质及专科诊治条件(36分)

1.　房颤中心人员资质：(24分)

1.21　至少有2名接受过规范培训、具备房颤导管消融手术能力、高级职称的心血管专科医师，房颤中心的房颤导管消融(射频消融、冷冻消融)年手术量不低于100例。(8分，资料+现场)

1.22　至少有2名接受过规范培训、具备经皮导管左心耳封堵手术能力、高级职称的心血管专科医师，房颤中心的左心耳封堵年手术量不低于15例。(8分，资料+现场)

说明：1.21-1.22需上传以下材料(至少上传2名术者的材料)：

(1)个人介入治疗资质文件或证书的扫描件；

(2)卫健委介入直报系统个人手术统计量截图或导管室手术病例登记的扫描件；

(3)职称证书的扫描件；

(4)专业资格证书的扫描件。

1.23　至少具有3名经过专门介入辅助技术培训、熟悉导管室工作流程的导管室专职

护士，且每年至少接受一次 4 学时以上的介入诊疗和房颤诊治的新知识培训，并获得证书。(4 分，资料+现场)

说明：1.23 需上传以下材料：

(1)3 名导管室护士的执业资格证书；

(2)近 1 年的房颤或相关介入辅助技术的培训证书的扫描件。

1.24　具有经过专门培训且获得大型放射设备上岗证书的放射技术人员。(4 分，资料+现场)

说明：1.24 需上传放射技术人员大型设备上岗证书的扫描件。

2. 心血管专科条件：(12 分)

1.25　心血管内科、外科在当地具有相对的区域优势，能为本地区其他医疗机构提供心血管急危重症抢救、复杂疑难病例诊治以及继续教育等服务和支持。(3 分，资料+现场)

说明：1.25 需上传区域性技术优势的说明材料(学科介绍、开展项目、技术水平、区域内的学术地位、对带动区域性专科技术发展做出的贡献等)。

1.26　配备有不少于 6 张的心血管疾病急危重症监护室(CCU)。(3 分，现场)

1.27　具备房颤的导管消融手术及左心耳封堵手术能力，导管室的基本设备(数字血管影像设备、含无创和有创性血流动力学在内的监护设备、呼吸机、除颤器、心脏临时起搏器等生命支持系统)能满足导管消融及左心耳封堵手术的需要，并常备导管消融及左心耳封堵手术所需的各类耗材。(3 分，现场)

1.28　导管室过去 1 年房颤导管消融手术量不少于 100 台，左心耳封堵手术量不低于 15 例。(3 分，资料)

说明：1.28 房颤导管消融需上传卫健委电生理介入直报系统最近 1 年消融病例数的截图，并给予文字说明，现场核查时确认。左心耳封堵手术需上传导管室最近 1 年手术病例登记扫描件。

五、房颤诊断的基本支持条件(15 分)

1.29　建立了包括以远程实时传输心电图、微信群、手机短信、传真等形式的信息共享平台；该信息共享平台至少要与周边 5 家以上的非导管消融及左心耳封堵医院实现信息共享，以便及时为非导管消融及左心耳封堵医院的房颤患者提供诊断支持。(4 分，资料+现场)

说明：1.29 需上传院前心电图传输等信息共享平台方式的说明，与 5 家网络医院信息共享证明材料。

1.30　急诊科医师应能够独立阅读心电图、诊断房颤。若出现疑难临床表现时，应建立基于传输心电图的远程会诊或现场会诊机制，确保心血管内科医师能在 10 分钟内参与会诊、协助诊断。(4 分，资料+现场)

说明：1.30 需上传基于心电图无线传输的远程会诊、现场会诊的制度或流程图。

1.31　在对房颤进行诊治时，能得到其他相关学科的支持，例如心外科、介入科、神经内科、神经外科、影像科等。(3 分，资料+现场)

说明：1.31 需上传能体现房颤鉴别诊断会诊和协作机制的流程图及会诊制度。

1.32　具备进行经胸超声心动图(TTE)及经食管超声心动图(TEE)诊断的能力。(4 分，现场)

六、随访数据库的填报与管理(15 分)

1.33　与中国房颤中心数据库软件(2.0 版)对接，并至少提供 6 个月的数据供认证时评估。(3 分，资料)

说明：1.33 需上传本单位云平台首页的截图以及概要信息中从启用云平台到当前时间的房颤病例统计饼图。

1.34　制定了数据库的管理规范、使用细则及监督管理制度，并有数据的审核制度，确保数据库的真实、客观、准确。(2 分，资料)

说明：1.34 需上传数据管理制度的扫描件，其中应包含三级审核条款的扫描件。

1.35　应有专职或兼职的数据管理员。(2 分，资料)

说明：1.25 需上传数据管理员的相关资料，包括医学相关教育背景、接受房颤知识培训的证书。

1.36　对相关人员进行了数据库使用方法和相关制度的培训。(2 分，资料)

说明：1.36 需上传以下材料：

(1)培训计划；

(2)培训课件；

(3)培训记录；

(4)签到表的扫描件；

(5)能显示授课时间、包括授课人及第一张幻灯片在内的照片以及包括听众在内的授课场景的照片。

1.37　首诊房颤患者应及时在数据库中建档。要求：所有进入心内科诊疗的房颤患者登记比例不低于 75%，其中住院病人登记比例不低于 90%。房颤电复律、房颤介入手术及外科手术患者的登记比例应达到 100%，要求术后 72 小时内进行填报。(2 分，资料+现场)

说明：1.37 云平台实时查看及现场核查，根据条款要求上传材料。

1.38　凡已行导管消融或左心耳封堵治疗的房颤患者，在数据库中建立专门的术后随访模块，包括导管消融术后随访、左心耳封堵术后随访、导管消融+左心耳封堵术后随访。（2分，资料+现场）

说明：1.38需上传房颤介入治疗患者随访管理制度及流程图。

1.39　数据的溯源性：患者的初次就诊时间、诊断、用药情况、手术情况、INR监测等可以溯源。（2分，现场）

说明：1.39数据库实时查看及现场抽查，医院病历、His系统中房颤病例的填报情况。

七、房颤中心质量控制体系的建设及管理（10分）

1.40　为了保证房颤中心的各项制度及流程能够长期正常运行，并保障其起到应有的效果，需建立房颤中心质量控制体系、制定相关管理制度。（2分，资料）

说明：1.40需上传房颤中心质量控制体系资料、管理制度。

1.41　有1~2名专/兼职人员负责房颤中心的质量控制体系管理，需有医学教育背景或者接受过房颤相关知识的专门培训。（2分，资料）

说明：1.41需上传质控管理员的相关资料，包括医学相关教育背景、接受房颤知识培训的证书。

1.42　质量控制负责人员需定期提供房颤中心质量控制分析报告，质量控制报告可分为月报告、季度总结报告、半年总结报告、年度总结报告。（2分，资料）

说明：1.42需上传房颤中心质控报告的相关资料。

1.43　质量控制分析报告需对房颤中心的实际运行状况进行总结分析，包括但不限于：筛查数量、数据库填报数量、手术数量、复诊预约率、患者宣教率、规范抗凝率、定期随访率、手术成功率、不良事件发生率等。（2分，资料）

说明：1.43需上传房颤中心质控报告分析结果的相关资料。

1.44　房颤中心负责人需根据质量控制报告发现的问题，做出相应的整改措施。（2分，资料）

说明：1.44需上传整改措施和整改结果的相关资料。

八、医联体的建设及分级诊疗（8分）

1.45　认真落实国家卫建委和国家中医药局颁布的《心房颤动分级诊疗服务技术方案》精神，在各级房颤中心联盟的指导下，与周边基层医院、社区医疗机构等建立医联体，发挥房颤中心的优势，负责危重房颤患者的救治、房颤患者的个体化治疗方案的制定，将病情稳定后的患者转至下级医疗机构，并对下级医疗机构进行技术指导、业务培训和质控管

理。(2 分，资料+现场)

说明：1.45 需上传医联体建设的相关资料。

1.46 医联体的建设，至少与周边 5 家基层医疗机构、基层转诊医院、社区医疗机构等签署联合房颤患者综合管理协议。定期进行查房、坐诊、会诊、远程医疗等技术支持。(2 分，资料+现场)

说明：1.46 需上传房颤患者综合管理协议、医疗技术支持的相关资料。

1.47 对下级医疗机构定期进行房颤诊治相关知识的培训及教育(详见第三部分)。(2 分，资料)

说明：1.47 需上传以下材料：

(1)培训计划；

(2)培训课件；

(3)培训记录；

(4)签到表的扫描件；

(5)能显示授课时间、包括授课人及第一张幻灯片在内的照片以及包括听众在内的授课场景的照片。

1.48 落实《心房颤动分级诊疗服务技术方案》精神，制定转诊至下级医疗机构的标准：(1 分，资料)

(1)病情稳定；

(2)治疗方案已明确，需常规治疗和长期随访；

(3)诊断明确的，可进行临终姑息治疗的终末期患者。

说明：1.48 需上传执行分级诊疗的相关制度与相关资料。

1.49 落实《心房颤动分级诊疗服务技术方案》精神，制定转诊至上级医疗机构的标准：(1 分，资料)

(1)符合介入诊疗和手术适应证、但基础疾病重、或有严重合并症，本中心暂无介入治疗和手术条件者，包括导管消融、房室结消融+起搏、左心耳封堵、外科治疗等；

(2)符合介入诊疗和手术适应证，但本中心暂未开展相应治疗者，如房室结消融+起搏、外科治疗等。

说明：1.49 需上传分级诊疗、上转诊标准、制度文件的相关资料。

第二部分 对房颤患者的评估及救治(150 分)

建设房颤中心的目标是"规范房颤的诊治，让每一位房颤患者均能接受到最恰当的治疗，最大限度降低房颤卒中的发生率，以及由此引发的致残率和死亡率"。本部分主要包括房颤的诊断、室率控制、节律控制、抗栓治疗及并发症的防治等，要求将当前专业学术组织制定的指南流程化，通过制定大量的标准流程图来规范和指引一线医护人员的诊疗过程，以最大程度规范诊治，使每一位房颤患者都能接受到最合理的治疗，以改善房颤患者的预后。

一、房颤患者的筛查、诊断与结构化评估(20分)

1. 房颤患者的筛查：(4分)

2.01 已制定房颤的筛查流程(主要针对有房颤易患因素的人群，包括心脏瓣膜病、心力衰竭、冠心病、高血压、糖尿病、慢性肾脏疾病、慢性阻塞性肺病、甲状腺功能异常、睡眠呼吸暂停、吸烟、饮酒、肥胖、高龄等)。(1分，资料+现场)

说明：2.01 需上传房颤筛查流程图。

2.02 房颤筛查工具至少3种(包括不限于心电图、动态心电图、单导联长程心电监测、植入性心电事件记录仪、智能手机、智能手表、智能血压计、单导联专用心电筛查仪、可穿戴心电记录仪等)。(1分，现场)

2.03 房颤中心的一线医务人员应熟悉房颤的筛查流程。(2分，现场)

2. 房颤的诊断：(4分)

2.04 已制定房颤的诊断标准，包括心电图的诊断标准、单导联心电监测诊断标准、房颤的分型。(1分，资料+现场)

说明：2.04 需上传房颤诊断标准流程图。

2.05 将 CIED 记录的心房高频事件(AHRE)纳入房颤的诊断范围。(1分，现场)

2.06 房颤中心的一线医务人员应熟悉房颤的诊断标准。(2分，现场)

3. 房颤患者结构化评估：(12分)

2.07 已制定房颤综合评估策略，对卒中风险(CHA_2DS_2-VASc 评分)、症状严重程度(EHRA 症状评分)、房颤负荷和房颤基质进行个体化评估，制定治疗决策，优化房颤管理。(6分，资料+现场)

说明：2.07 需上传房颤综合评估流程图。

2.08 房颤中心的一线医务人员熟悉结构化评估策略。(6分，现场)

二、房颤患者的综合治疗(ABC 管理路径)(94分)

房颤患者管理推荐采用ABC(atrial fibrillation better care，ABC)综合管理："A"是抗凝或卒中预防(anticoagulation / avoid stroke)，"B"是指症状管理(better symptom management)，"C"是指优化心血管合并症和危险因素的管理(cardiovascular and comorbidity optimization)。

1. 房颤的抗凝治疗/卒中预防：（50分）

1）卒中风险评估：（6分）

2.09　已制定房颤的卒中风险评估流程，明确瓣膜病合并的房颤为卒中高危；对于非瓣膜性房颤，依据 $CHA_2DS_2\text{-}VASc$ 评分评估卒中风险。（3分，资料+现场）

说明：2.09需上传卒中风险评估流程图。

2.10　房颤中心一线医务人员熟悉房颤的卒中风险评估流程。（3分，现场）

2）出血风险评估：（6分）

2.11　已制定房颤的出血风险评估流程，依据 HAS-BLED 评分评估出血风险。（3分，资料）

说明：2.11需上传出血风险评估流程图。

2.12　房颤中心一线医务人员熟悉房颤的出血风险评估流程。（3分，现场）

3）房颤的口服抗凝治疗：（9分）

2.13　已制定房颤的口服抗凝治疗流程。（3分，资料）

说明：2.13需上传抗凝治疗流程图。

2.14　已制定根据患者个体因素选择 NOAC 流程。（3分，资料）

说明：2.14需上传个体化抗凝治疗流程图。

2.15　房颤中心一线医务人员熟悉房颤的口服抗凝治疗及根据患者个体因素选择 NOAC 流程。（3分，现场）

4）房颤合并活动性出血患者的抗凝管理：（6分）

2.16　已制定房颤合并活动性出血患者的抗凝管理流程，并备有常见抗凝药物逆转剂。（3分，资料+现场）

说明：2.16需上传出血患者抗凝治疗流程图。

2.17　房颤中心一线医务人员熟悉房颤合并活动性出血患者的抗凝管理流程并知晓常见抗凝药物逆转剂的使用方法。（3分，现场）

5）经皮导管左心耳封堵：（15分）

2.18　左心耳封堵的适应证：依据指南，制定了本中心左心耳封堵适应证质控标准；房颤中心一线医务人员应熟悉左心耳封堵适应证。（3分，资料+现场）

说明：2.18需上传左心耳封堵适应证标准质控的相关文件。

2.19　术前准备：制定了左心耳封堵的知情同意书；制定了术前需完成的相关检查清单。（3分，资料+现场）

说明：2.19需上传左心耳封堵的知情同意书及术前需完成的相关检查清单（同意书为真实病例的扫描件1份）。

2.20　手术过程：制定了各类左心耳封堵器植入的 SOP；制定了防止术中并发症的预

案。(3分，资料)

说明：2.20需上传各类左心耳封堵器植入的SOP及防治术中并发症的预案相关文件。

2.21 术后观察与随访：制定了术后出院前需观察的项目清单；制定了术后抗凝药物使用流程；制定了术后的随访时间节点及随访项目计划；接受左心耳封堵手术的患者录入房颤中心的云平台数据库。(6分，资料+现场)

说明：2.21需上传术后抗凝及抗心律失常药物使用流程、随访项目计划文件的扫描件。

6)外科左心耳夹闭/缝扎/切除术：(8分)

2.22 外科左心耳夹闭/缝扎/切除术的适应证：依据指南，制定了本中心的外科左心耳夹闭/缝扎/切除术适应证质控标准；房颤中心一线医务人员熟悉外科左心耳夹闭/缝扎/切除术适应证。(2分，资料+现场)

说明：2.22需上传外科左心耳夹闭/缝扎/切除术适应证质控标准的相关文件。

2.23 术前准备：制定了外科左心耳夹闭/缝扎/切除术的知情同意书；制定了术前需完成的相关检查清单。(2分，资料)

说明：2.23需上传外科左心耳夹闭/缝扎/切除术的知情同意书及术前需完成的相关检查清单(同意书为真实病例的扫描件1份)。

2.24 手术过程：制定了外科左心耳夹闭/缝扎/切除术的SOP；制定了防治外科左心耳夹闭/缝扎/切除术术中并发症的预案。(2分，资料+现场)

说明：2.24需上传外科左心耳夹闭/缝扎/切除术的SOP及防治术中并发症的预案相关文件。

2.25 术后观察与随访：制定了术后出院前需观察的项目清单；制定了术后的随访时间节点及随访项目计划；接受外科左心耳夹闭/缝扎/切除术的患者录入房颤中心的云数据库。(2分，资料)

说明：2.25需上传术后出院前需观察的项目清单、随访项目计划的相关文件。

2. 房颤的症状控制：(40分)

1)房颤的心室率控制：(9分)

2.26 房颤心室率控制的目标：已制定房颤急性期及长期心室率控制的目标；房颤中心一线医务人员熟悉房颤心室率控制的目标。(3分，资料+现场)

说明：2.26需上传室率控制目标的相关文件。

2.27 控制房颤心室率的药物：已制定控制房颤心室率的药物选择流程及适应证；房颤中心一线医务人员熟悉控制房颤心室率的药物选择流程及适应证。(3分，资料+现场)

说明：2.27需上传药物选择流程和适应证的相关文件。

2.28 房室结消融+植入永久起搏器：已制定房室结消融+植入永久起搏器控制房颤心

室率的适应证标准；房颤中心一线医务人员熟悉房室结消融+植入永久起搏器控制房颤心室率的适应证。(3分，资料+现场)

说明：2.28 需上传房室结消融+起搏治疗流程和适应证的相关文件。

2) 房颤的节律控制：(8分)

2.29　节律控制策略：已制定房颤患者节律控制策略及流程图；房颤中心一线医务人员熟悉房颤患者节律控制策略及流程图。(2分，资料+现场)

说明：2.29 需上传节律控制策略及流程图的相关文件。

2.30　药物复律和电复律：已制定房颤发作时药物复律及电复律的适应证标准及流程图；房颤中心一线医务人员熟悉药物复律及电复律的适应证及流程图。(3分，资料+现场)

说明：2.30 需上传药物复律及电复律的适应证标准及流程图的相关文件。

2.31　长期药物复律：制定了房颤长期节律控制的药物选择流程及"口袋药"复律策略；房颤中心一线医务人员熟悉房颤长期节律控制的药物选择流程及"口袋药"复律策略。(3分，资料+现场)

说明：2.31 需上传房颤长期节律控制的药物选择流程及"口袋药"复律策略的相关文件。

3) 房颤的导管消融术：(15分)

2.32　导管消融的适应证：依据指南，制定了本中心的导管消融适应证质控标准；房颤中心一线医务人员熟悉导管消融适应证。(3分，资料+现场)

说明：2.32 需上传导管消融适应证质控的相关文件。

2.33　术前准备：制定了导管消融的知情同意书；制定了术前需完成的相关检查清单。(3分，资料)

说明：2.33 需上传导管消融的知情同意书及术前需完成的相关检查清单(同意书为真实病例的扫描件1份)。

2.34　手术过程：制定了各种导管消融术式的SOP；制定了防止术中并发症的预案。(3分，资料)

说明：2.34 需上传各种导管消融术式的SOP及防治术中并发症预案的相关文件。

2.35　术后观察与随访：制定了术后出院前需观察的项目清单；制定了术后抗凝及抗心律失常药物使用流程；制定了术后的随访时间节点及随访项目计划；接受导管消融手术的患者录入房颤中心的云数据库。(6分，资料)

说明：2.35 需上传术后抗凝及抗心律失常药物使用流程、随访项目计划。

4) 房颤的外科消融和杂交手术：(8分)

2.36　房颤的外科消融和杂交手术的适应证：依据指南，制定了本中心的房颤的外科

消融和杂交手术适应证质控标准；房颤中心一线医务人员熟悉房颤的外科消融和杂交手术适应证。(2分，资料+现场)

说明：2.36需上传外科消融和杂交手术适应证质控的相关文件。

2.37　术前准备：制定了房颤的外科消融和杂交手术的知情同意书；制定了术前需完成的相关检查清单。(2分，资料)

说明：2.37需上传外科消融和杂交手术知情同意书及术前需完成的相关检查清单(同意书为真实病例的扫描件1份)。

2.38　手术过程：制定了房颤的外科消融和杂交手术的SOP；制定了防止术中并发症的预案。(2分，资料+现场)

说明：2.38需上传外科消融和杂交手术的SOP及防止术中并发症的预案相关文件。

2.39　术后观察与随访：制定了术后出院前需观察的项目清单；制定了术后抗凝及抗心律失常药物使用流程；制定了术后的随访时间节点及随访项目计划；接受房颤的外科消融和杂交手术的患者录入房颤中心的云数据库。(2分，资料)

说明：2.39需上传术后抗凝及抗心律失常药物使用流程、随访项目计划。

3. 房颤危险因素和伴随疾病的管理：(4分)

2.40　已制定针对房颤常见危险因素和临床伴随疾病进行早期干预和治疗、预防房颤的发生和进展的流程，包括生活方式干预、心血管危险因素及合并疾病的筛查和管理。管理心血管危险因素和合并疾病有助于卒中预防，并减轻房颤的负担和症状严重程度。生活方式干预包括控制体重、减少酒精摄入、戒烟及合理运动等。应优化管理的心血管危险因素及合并疾病包括高血压、糖尿病、心力衰竭、冠心病、睡眠呼吸暂停等。(2分，资料)

说明：2.40需上传房颤危险因素和伴随疾病早期干预和治疗流程的相关文件。

2.41　房颤一线医务人员熟悉针对房颤常见危险因素和临床伴随疾病进行早期干预和治疗、预防房颤的发生和进展的流程。(2分，现场)

三、特殊房颤患者人群的综合管理(12分)

1. ACS/PCI：(4分)

2.42　依据指南，已制定ACS/PCI合并房颤患者综合管理流程。(2分，资料)

说明：2.42需上传ACS/PCI合并房颤患者综合管理流程的相关文件。

2.43　房颤中心一线医务人员熟悉ACS/PCI合并房颤患者综合管理流程。(2分，现场)

2. 脑出血：(4分)

2.44　依据指南，已制定脑出血房颤患者综合管理流程。(2分，资料)

说明：2.44需上传脑出血房颤患者综合管理流程的相关文件。

2.45　房颤中心一线医务人员熟悉脑出血房颤患者综合管理流程。（2分，现场）

3. 孕妇：（4分）

2.46　依据指南，已制定孕期房颤患者综合管理流程。（2分，资料）

说明：2.46需上传孕期房颤患者综合管理流程的相关文件。

2.47　房颤中心一线医务人员熟悉孕期房颤患者综合管理流程。（2分，现场）

四、血栓栓塞并发症的治疗（14分）

1. 缺血性卒中的治疗：（6分）

2.48　制定了房颤患者发生缺血性卒中时，请神经内、外科会诊进行专科治疗的流程。（3分，资料）

说明：2.48需上传神经内、外科会诊进行专科治疗流程图的相关文件。

2.49　房颤一线医务人员熟悉房颤继发缺血性卒中的治疗流程。（3分，现场）

2. 内脏器官栓塞的治疗：（4分）

2.50　制定了房颤患者发生内脏器官栓塞时，请介入科、普外科会诊进行专科治疗的流程。（2分，资料）

说明：2.50需上传介入科、普外科会诊进行专科治疗的流程图的相关文件。

2.51　房颤一线医务人员熟悉房颤继发内脏器官栓塞的治疗流程。（2分，现场）

3. 外周动脉栓塞的治疗：（4分）

2.52　制定了房颤患者发生外周动脉栓塞时，请介入科会诊进行专科治疗的流程。（2分，资料）

说明：2.52需上传介入科会诊进行专科治疗流程图的相关文件。

2.53　房颤一线医务人员熟悉房颤继发外周动脉栓塞的治疗流程。（2分，现场）

五、建立房颤患者诊治的全程管理模式（10分）

房颤患者需要多学科合作的全程管理，涉及初步识别、门诊、住院、手术、随访、康复等多个环节，包括急诊救治、规范化抗凝、节律控制、心室率控制、合并症的诊疗、长期随访、生活方式干预、健康教育、患者自我管理等全程规范化管理。

2.54　成立房颤管理团队。由心内科、心外科、神经内科、神经外科、老年病科、内分泌科、急诊科、康复科、影像科、介入科、全科医生、护士、药师等组成。（2分，资料）

说明：2.54需上传房颤管理团队的相关文件。

2.55　逐步建立房颤随访制度及医疗健康档案。有条件的医院可设立房颤专病门诊。（2分，资料+现场）

说明：2.55 需上传房颤随访制度及医疗健康档案的相关文件。

2.56　根据患者病情制定出院计划和随访方案。根据实际情况可采取门诊、社区上门、电话等随访方式。（2分，资料+现场）

说明：2.56 需上传出院计划和随访方案的相关文件。

2.57　随访内容：（2分，资料）

（1）房颤发作频率；

（2）是否规范化抗凝治疗；

（3）药物/手术治疗安全性，有效性；

（4）是否发生房颤相关心血管事件。

说明：2.57 需上传随访记录。

2.58　患者教育及康复管理：（2分，资料）

（1）提高患者的依从性和自我管理能力。

（2）让出院的每一位患者及其家属，了解房颤的基础知识、血栓风险、抗凝出血风险、如何监测心率/心律和症状自我评估；保持健康生活方式，及时按照随访安排定期随访等。

（3）对有并发症并致功能减弱或障碍者，应予康复管理，包括制定康复方案，进行康复教育及针对性康复训练。

说明：2.58 需上传患者教育及健康管理的相关文件。

第三部分　培训与教育（100分）

培训与教育工作是房颤中心建设的重要工作内容和职责，因为房颤中心的目标是"规范房颤的诊治，让每一位房颤患者均能接受到最恰当的治疗，最大限度降低房颤卒中的发生率，以及由此引发的致残率和死亡率"。由于房颤中心建设所涉及的部门较多，例如在医院内部，除了以心血管内科和急诊科为核心外，心脏外科、神经内科、神经外科、介入科等相关临床学科、放射科（含CT室）、超声科、检验科等辅助检查科室以及医务管理等部门均与房颤中心的规范化建设与日常运作具有密切的关系；此外，房颤中心必须与当地和周边的基层医院或社区医疗机构等进行紧密合作，才能充分发挥其技术和社会效益。因此，规范化的房颤中心建设是一个系统工程，必须建立整体的救治原则、协同和管理机制以及制定相应的实施细则，但上述原则通常是由心血管内科和急诊科负责制定，其他相关部门对房颤中心的运作机制、要求、体系和各项流程并不了解，必须经过反复的教育、培训和演练，使房颤中心所涉及的各有关部门、人员在全面了解房颤中心的主要目标和运作机制的基础上，明确自身的职责和任务，才能使整个房颤中心系统正常运行，并发挥各部门和人员的主观能动性，推动房颤中心工作质量的持续改进，最终达到提高区域协同救治水平的目的。

房颤中心的培训和教育包括以下几个方面：

一、房颤中心所在医院的全院培训（70分）

1. 针对医院领导、医疗管理、行政管理人员的培训，应在房颤中心成立之前或最晚成立之后1个月以内至少进行一次。培训内容应包括：房颤中心的基本概念、在房颤中心建设和流程优化过程中需要医院解决的主要问题等。（7.5分）

说明：3.01-3.05需上传材料扫描件，及现场核查。

3.01　培训计划（包括预计培训时间、授课人、参加培训人员、课时等内容）。

3.02　讲稿。

3.03　培训记录。

3.04　签到表。

3.05　能显示授课时间、包括授课人及第一张幻灯片在内的照片以及包括听众在内的授课场景的照片或视频资料。

2. 针对房颤中心核心科室专业医师和护士的培训，必须满足以下全部项目：已制定针对心血管内科、急诊科、心血管外科、神经内科等直接参与房颤救治工作的各专科医师和护士的培训计划，该计划必须包括以下内容，且应在正式成立房颤中心后1个月内完成全面培训，以后每年进行一轮以确保新增人员得到及时培训。（30分）

1）基于区域协同救治体系房颤中心的基本概念：（7.5分）

3.06　培训计划（包括预计培训时间、授课人、参加培训人员、课时等内容）。

3.07　讲稿。

3.08　培训记录。

3.09　签到表。

3.10　能显示授课时间、包括授课人及第一张幻灯片在内的照片以及包括听众在内的授课场景的照片或视频资料。

说明：3.06-3.10需上传以下材料扫描件，及现场核查。

2）各项管理制度：（7.5分）

3.11　培训计划（包括预计培训时间、授课人、参加培训人员、课时等内容）。

3.12　讲稿。

3.13　培训记录。

3.14　签到表。

3.15　能显示授课时间、包括授课人及第一张幻灯片在内的照片以及包括听众在内的授课场景的照片或视频资料。

说明：3.11-3.15 需上传材料扫描件，及现场核查。

3）房颤最新诊治指南：（7.5 分）

3.16　培训计划（包括预计培训时间、授课人、参加培训人员、课时等内容）。

3.17　讲稿。

3.18　培训记录。

3.19　签到表。

3.20　能显示授课时间、包括授课人及第一张幻灯片在内的照片以及包括听众在内的授课场景的照片或视频资料。

说明：3.16-3.20 需上传材料扫描件，及现场核查。

4）本院房颤中心的救治流程图：（7.5 分）

3.21　培训计划（包括预计培训时间、授课人、参加培训人员、课时等内容）。

3.22　讲稿。

3.23　培训记录。

3.24　签到表。

3.25　能显示授课时间、包括授课人及第一张幻灯片在内的照片以及包括听众在内的授课场景的照片或视频资料。

说明：3.21-3.25 需上传材料扫描件，及现场核查。

5）房颤诊疗过程中的数据采集及房颤中心认证云平台数据库填报：（7.5 分）

3.26　培训计划（包括预计培训时间、授课人、参加培训人员、课时等内容）。

3.27　讲稿。

3.28　培训记录。

3.29　签到表。

3.30　能显示授课时间、包括授课人及第一张幻灯片在内的照片以及包括听众在内的授课场景的照片或视频资料。

说明：3.26-3.30 需上传材料扫描件，及现场核查。

3.　全院医、药、护、技人员培训。（15 分）

制订针对全院相关科室（除外上述房颤中心核心科室）医师、护士、药师和技术人员的培训计划，应在成立房颤中心后 1 个月内完成培训，以后每年进行一轮以确保新增人员得到及时培训。

1）基于区域协同救治体系房颤中心的基本概念：（7.5 分）

3.31　培训计划（包括预计培训时间、授课人、参加培训人员、课时等内容）。

3.32　讲稿。

3.33　培训记录。

3.34　签到表。

3.35　能显示授课时间、包括授课人及第一张幻灯片在内的照片以及包括听众在内的授课场景的照片或视频资料。

说明：3.31-3.35 需上传材料扫描件，及现场核查。

2）院内发生房颤时的救治流程：（7.5分）

3.36　培训计划（包括预计培训时间、授课人、参加培训人员、课时等内容）。

3.37　讲稿。

3.38　培训记录。

3.39　签到表。

3.40　能显示授课时间、包括授课人及第一张幻灯片在内的照片以及包括听众在内的授课场景的照片或视频资料。

说明：3.36-3.40 需上传材料扫描件，及现场核查。

4. 全员培训效果检验：（10分）

3.41　急诊及心血管专业人员。（4分，现场）

3.42　非急诊及心血管专业的医护人员。（3分，现场）

3.43　医疗辅助人员。（3分，现场）

说明：现场核查时专家进行岗位检验及随机访谈。

二、对本地区基层医疗机构的培训（20分）

对本地区其他基层医疗机构的培训是房颤中心的重要职责之一，申请认证时必须满足以下全部条件：

1. 制定针对基层医疗机构的培训计划。计划包括以下内容：基于区域协同救治体系房颤中心的基本概念、房颤的综合救治流程，应在成立房颤中心后2个月内完成上述全部培训计划，以后每年进行一轮。（3分）

3.44　培训计划：包括预计授课时间、内容、授课人、课时等。

3.45　讲稿。

说明：3.44-3.45 需上传相关文件扫描件。

2. 至少5家以上的本地区其他基层医疗机构实施上述培训计划。（15分）

第一家：（3分，资料+现场）

3.46　培训记录。（0.5分）

3.47　签到表。（0.5分）

3.48　照片。（1分）

3.49　试卷及成绩表。（1分）

第二家：(3分，资料+现场)

3.50 培训记录。(0.5分)

3.51 签到表。(0.5分)

3.52 照片。(1分)

3.53 试卷及成绩表。(1分)

第三家：(3分，资料+现场)

3.54 培训记录。(0.5分)

3.55 签到表。(0.5分)

3.56 照片。(1分)

3.57 试卷及成绩表。(1分)

第四家：(3分，资料+现场)

3.58 培训记录。(0.5分)

3.59 签到表。(0.5分)

3.60 照片。(1分)

3.61 试卷及成绩表。(1分)

第五家：(3分，资料+现场)

3.62 培训记录。(0.5分)

3.63 签到表。(0.5分)

3.64 照片。(1分)

3.65 试卷及成绩表。(1分)

说明：申请认证时，应提交实施培训计划的客观依据，包括：培训记录、签到表、能显示时间和内容的培训现场照片、培训后考核试卷及考试成绩表。

3. 其他：(2分)

3.66 基层医疗机构熟悉区域协同救治体系的概念及与房颤中心的联络机制。(2分，现场)

三、社区教育(10分)

社区人群教育是指房颤中心积极参与对社区人群进行有关房颤的症状和体征的识别以及救治的培训，这是房颤中心的重要职责之一。房颤中心必须承担公众健康教育义务，并积极致力于通过对公众教育来降低房颤的致残率及死亡率。

3.67 为社区人群提供房颤症状和体征以及房颤治疗的培训计划，至少包括项目中的四项，每年至少进行一次。(4分，资料)

(1)通过定期举办讲座或健康咨询活动，为社区人群提供有关房颤症状、体征、治疗、并发症的防治的培训；

　　（2）向社区发放有关房颤症状、体征、治疗、并发症的防治的科普性书面材料；

　　（3）房颤中心向社区提供健康体检、义诊、房颤筛查等服务；

　　（4）通过各类媒体、网络、社区宣传栏等途径提供房颤常识的教育；

　　（5）向社区提供房颤抗凝的培训指导。

　　说明：3.67 申请时需提交培训计划和讲稿：需上传为社区人群制定的培训计划和幻灯片（讲义形式，一页 6 个幻灯片，上传第一页）。

　　3.68-3.71　至少两个以上社区实施了上述培训计划。（3分，资料）

　　第一家：（1.5分）

　　3.68　培训记录。（1分）

　　3.69　照片。（0.5分）

　　第二家：（1.5分）

　　3.70　培训记录。（1分）

　　3.71　照片。（0.5分）

　　说明：3.68-3.71 申请认证时应提交实施上述培训计划的客观依据，包括但不限于：培训记录、能显示时间和内容的培训现场照片或视频资料。

　　3.72　至少在两个以上社区开展了心血管疾病防治的义诊和健康咨询活动，需提供现场照片。（3分，资料）

　　说明：3.72 需上传两个社区的义诊照片。

中国房颤中心认证标准
（基层版 2.0）

（中国房颤中心联盟、中国房颤中心联盟专家委员会，2021 年 2 月修订）

为使房颤中心建设更加规范、有序，房颤中心联盟在总结三年以来建设经验的基础上，结合新形势、新要求，组织相关专家对《中国房颤中心认证标准(基层版 1.0)》进行修订，现将修订后的"基层版 2.0"予以公布，供各房颤中心、各房颤中心建设单元在深化房颤中心建设时参考。

第一部分　基本条件与资质(100 分)

基层房颤中心申请认证之前，必须满足本部分的全部条件。

一、基层房颤中心的组织机构(20 分)

由于房颤中心是通过整合院内外相关优势技术和力量为房颤患者提供便捷诊疗通道的机构，既可以是在不改变现有结构基础之上实体运作的虚拟机构，也可以是重新组建的实体机构。但不论何种方式，房颤中心的建设均涉及基层医院内外许多部门，必须有一套相应的组织机构进行协调和管理。组织机构的形式可以因不同医院的实际情况而定，但基本要求和任务是相同的。

1. 医院发布正式文件成立房颤中心及房颤中心专家委员会，要求：(8 分)

1.01　由医院分管医疗副院长任房颤中心主任，分管房颤中心工作，主持房颤中心的建设、认证工作和重大决策。(2 分，资料)

1.02　书面文件明确房颤中心的工作职责。(2 分，资料)

1.03　明确房颤中心具有调动医院资源为房颤中心建设和运行提供保障的权力。(2 分，资料)

1.04　房颤中心成立并实际运作至少 6 个月以上才能申请认证。(2 分，资料)

说明：1.01-1.04 需上传医院正式文件的扫描件。

2. 任命房颤中心医疗主任，要求：(6分)

1.05　医院正式任命一名具有心血管内科专业背景、具有高级职称的医师担任房颤中心医疗主任，且该医师应具备较强的组织协调能力、专业技能，必须具备对房颤患者进行诊断及救治(含紧急处理及长期治疗)的能力。(3分，资料)

1.06　正式文件明确房颤中心医疗主任的职责。(3分，资料)

说明：1.05-1.06 需上传以下材料：

(1)房颤中心医疗主任任命文件的扫描件；

(2)明确房颤中心医疗主任职责的正式文件；

(3)房颤中心医疗主任的专业资质文件、资格证书和职称证书。

3. 组建房颤中心专家委员会，要求：(6分)

1.07　房颤中心专家委员会主任委员：具有较高的学术造诣，熟知房颤基础与临床研究现状，有较强的组织协调能力。(2分，资料)

1.08　房颤中心专家委员会组成：应由心内科、神经内科、内分泌科、急诊科、老年病科等学科的专家共同组成。(2分，资料)

1.09　房颤中心设秘书1人，负责协调各学科工作。(2分，资料)

说明：1.07-1.09 需上传以下材料：

(1)专家委员会的任命文件扫描件；

(2)专家委员的资格证书、职称证书扫描件；

(3)秘书的资质介绍与工作职责。

二、医院对房颤中心的支持与承诺(12分)

房颤中心建设需要医院的大力支持，医院在成立房颤中心时应发布正式文件，做出全力支持房颤中心建设的承诺，该文件必须包括以下内容：

1.10　全力支持房颤中心的建设与认证，承诺分配相应人力、设备和财政资源，并做好监察、考核、质量控制等工作，确保房颤中心规范化运行。(3分，资料)

1.11　对房颤中心在优化诊疗流程过程中所涉及的院内外标识与指引、门急诊的布局等进行改造，对医院各部门的工作流程、管理制度进行相应的调整，以适应房颤中心流程优化需求。(3分，资料)

1.12　承诺与基层转诊医院、社区医疗机构等签署联合救治房颤患者的协议。(3分，资料)

1.13　承诺支持并协助房颤中心实施各类培训计划。(3分，资料)

说明：1.10-1.13 需上传包含以上全部内容的医院正式承诺函的扫描件，请用一份加盖医院公章的正式下发文件来体现相关内容(注：此承诺函与在网上注册时提交的承诺函不同)。

三、房颤门、急诊的配套功能区域设置及标识(18分)

1.14 在医院门、急诊的入口处设置醒目的房颤中心或房颤门、急诊的指引和标识，旨在为不熟悉医院环境的房颤患者能顺利找到房颤门、急诊。(3分，资料+现场)

1.15 在门诊大厅、医院内流动人群集中的地方均应有指引通往房颤门、急诊的醒目标识，指引需要急救的患者快速进入房颤急、门诊。(3分，资料+现场)

1.16 房颤门、急诊有标准的房颤就诊流程图。(3分，资料+现场)

1.17 房颤门诊应具备心电图检查条件，房颤急诊应具备床旁心电图检查条件。(3分，现场)

1.18 房颤急诊(或急诊科)应具备床旁快速检测凝血功能及国际标准化比值(INR)的设备。(3分，现场)

1.19 急诊科应配备相应的设施(例如心电图机、供氧系统、监护仪、除颤器、呼吸机等急救器材和急救药品)，上述抢救设备、面积、床位等配置应以能满足医院所承担的任务为原则。(3分，现场)

说明：1.14-1.16需上传医院指引、标识和流程图的扫描件。

四、人员资质及专科诊治条件(8分)

1. 房颤中心人员资质：(4分)

1.20 至少有2名接受过规范培训、熟悉房颤诊治流程的心血管专科医师。(4分，资料+现场)

说明：1.20需上传以下材料(至少上传2名术者的材料)：

(1)职称证书的扫描件；

(2)专业资格证书的扫描件。

2. 心血管专科条件：(4分)

1.21 配备有不少于2张床位心血管疾病急危重症监护室(CCU)、抢救室。(4分，现场)

五、房颤诊断的基本支持条件(11分)

1.22 建立了包括以远程实时传输心电图、微信群、手机短信、传真等形式的信息共享平台。(3分，资料)

说明：1.22需上传以下材料：

（1）院前心电图传输方式的说明或相应图片；

（2）与5家医院实现信息共享的实例，包括上级三甲医院房颤中心及下级社区医院（分别进行截图）；

（3）基于此种传输方式的房颤诊疗响应机制。

1.23　急诊科医师应能够独立阅读心电图、诊断房颤。若出现疑难临床表现时，应建立基于传输心电图的远程会诊或现场会诊机制，确保心血管内科医师能在10分钟内参与会诊、协助诊断。（3分，资料+现场）

说明：1.23需上传基于心电图无线传输的远程会诊、现场会诊的制度或流程图。

1.24　在对房颤进行诊治时，能得到其他相关学科的支持，例如神经内科、影像科等。（3分，资料+现场）

说明：1.24需上传能体现房颤诊治过程中会诊和协作机制的流程图及会诊制度。

1.25　具备进行经胸超声心动图（TTE）诊断的能力。（2分，资料）

说明：1.25需上传超声诊断医生的执业资格证书，相关设备照片。

六、随访数据库的填报与管理（13分）

1.26　与中国房颤中心数据库软件2.0版对接，并至少提供6个月的数据供认证时评估。（2分，资料）

说明：1.26需上传本单位云平台首页的截图以及概要信息中从启用云平台到当前时间的房颤病例统计饼图。

1.27　制定了数据库的管理规范、使用细则及监督管理制度，并有数据的审核制度，确保数据库的真实、客观、准确。（2分，资料）

说明：1.27需上传数据管理制度的扫描件，其中应包含三级审核条款的扫描件。

1.28　应有专职或兼职的数据管理员。（2分，资料）

说明：1.28需上传数据管理员的相关资料，包括医学相关教育背景、接受房颤知识培训的证书。

1.29　对相关人员进行了数据库使用方法和相关制度的培训。（2分，资料）

说明：1.29需上传以下材料：

（1）培训课件；

（2）培训记录；

（3）签到表的扫描件。

1.30　首诊房颤患者应及时在数据库中建档；要求：所有进入心内科诊疗的房颤患者登记比例不低于75%，其中住院病人登记比例不低于90%。（2分，资料+现场）

说明：1.30行云平台实时查看及现场核查，根据条款要求上传材料。

1.31 数据的溯源性：患者的初次就诊时间、诊断、用药情况、手术情况、INR 监测等可以溯源。(3分，现场)

说明：1.31 数据库实时查看及现场抽查，医院病历、His 系统中房颤病例的填报情况。

七、房颤中心质量控制体系的建设及管理(10分)

1.32 为了保证房颤中心的各项制度及流程能够长期正常运行，并保障其起到应有的效果，需建立房颤中心质量控制体系、制定相关管理制度。(2分，资料)

说明：1.32 需上传房颤中心质量控制体系资料、管理制度的扫描件。

1.33 有 1~2 名专/兼职人员负责房颤中心的质量控制体系管理，需有医学教育背景或者接受过房颤相关知识的专门培训。(2分，资料)

说明：1.33 需上传指控管理员的相关资料，包括医学相关教育背景、接受房颤知识培训的证书。

1.34 质量控制负责人员需定期提供房颤中心质量控制分析报告，质量控制报告可分为月报告、季度总结报告、半年总结报告、年度总结报告。(2分，资料)

说明：1.34 需上传房颤中心质控报告的相关资料。

1.35 质量控制分析报告需对房颤中心的实际运行状况进行总结分析，包括但不限于：筛查数量、数据库填报数量、手术数量、复诊预约率、患者宣教率、规范抗凝率、定期随访率、手术成功率、不良事件发生率等。(2分，资料)

说明：1.35 需上传房颤中心质控报告分析结果的相关资料。

1.36 房颤中心负责人需根据质量控制报告发现的问题，做出相应的整改措施。(2分，资料)

说明：1.36 需上传整改措施和整改结果的相关资料。

八、医联体的建设及分级诊疗(8分)

1.37 认真落实国家卫建委和国家中医药局颁布的《心房颤动分级诊疗服务技术方案》精神，接受上级房颤中心联盟的指导，积极加入三级医疗机构建立的医联体。为病情稳定者提供治疗、康复、随访等全程管理服务。为病情相对稳定的房颤患者提供个体化的规范治疗。对有严重并发症、手术适应证者，转诊至三级医疗机构。定期评估下级医疗机构的医疗质量。鼓励有条件的医院开展房颤专病中心建设，建立远程心电网络，与三级医院和基层医疗卫生机构联动，形成房颤疾病诊治网络体系。(2分，资料+现场)

说明：1.37 需上传与上级医院构建医联体合作协议。

1.38 对下级医疗卫生机构定期进行房颤诊治相关知识的培训及教育(详见第三部

分）。(2分，资料)

说明：1.38需上传以下材料：

(1)培训计划(包括预计培训时间、授课人、参加培训人员、课时等内容)；

(2)讲稿。

1.39　落实《心房颤动分级诊疗服务技术方案》精神，制定向上转诊至三级医疗机构的标准：(2分，资料)

(1)急性房颤，伴有血流动力学紊乱者；

(2)基础疾病重症者；

(3)出现严重并发症者；

(4)符合介入诊疗和手术适应证者，包括导管消融、左心耳封堵、外科治疗等。

说明：1.39需上传向上转诊标准的扫描件。

1.40　落实《心房颤动分级诊疗服务技术方案》精神，制定向下转诊至基层医疗机构的标准：诊断明确，治疗方案确定，并发症控制良好，需常规治疗、康复和长期随访者。(2分，资料)

说明：1.40需上传向下转诊标准的扫描件。

第二部分　对房颤患者的评估及救治(120分)

建设房颤中心的目标是"规范房颤的诊治，让每一位房颤患者均能接受到最恰当的治疗，最大限度降低房颤卒中的发生率，以及由此引发的致残率和死亡率"。本部分主要包括房颤的诊断、室率控制、节律控制、抗栓治疗及并发症的防治等，要求将当前专业学术组织制定的指南流程化，通过制定大量的标准流程图来规范和指引一线医护人员的诊疗过程，以最大程度规范诊治，使每一位房颤患者都能接受到最合理的治疗，以改善房颤患者的预后。

一、房颤患者的筛查、诊断与结构化评估(16分)

1. 房颤患者的筛查：(4分)

2.01　已制定房颤的筛查流程(主要针对有房颤易患因素的人群，包括心脏瓣膜病、心力衰竭、冠心病、高血压、糖尿病、慢性肾脏疾病、慢性阻塞性肺病、甲状腺功能异常、睡眠呼吸暂停、吸烟、饮酒、肥胖、高龄等)。(1分，资料)

说明：2.01需上传筛查流程图的扫描件。

2.02　房颤筛查工具至少3种(包括不限于心电图、动态心电图、单导联长程心电监测、植入性心电事件记录仪、智能手机、智能手表、智能血压计、单导联专用心电筛查

仪、可穿戴心电记录仪等)。(1分,现场)

2.03　房颤中心的一线医务人员应熟悉房颤的筛查流程。(2分,现场)

2. 房颤的诊断:(4分)

2.04　已制定房颤的诊断标准,包括心电图的诊断标准、单导联心电监测诊断标准、房颤的分型。(1分,资料)

说明:2.04 需上传房颤诊断标准流程图的扫描件。

2.05　将 CIED 记录的心房高频事件(AHRE)纳入房颤的诊断范围。(1分,现场)

2.06　房颤中心的一线医务人员应熟悉房颤的诊断标准。(2分,现场)

3. 房颤患者结构化评估:(8分)

2.07　已制定房颤综合评估策略,对卒中风险(CHA$_2$DS$_2$-VASc 评分)、症状严重程度(EHRA 症状评分)、房颤负荷和房颤基质进行个体化评估,制定治疗决策,优化房颤管理。(4分,资料+现场)

说明:2.07 需上传房颤综合评估流程图的扫描件。

2.08　房颤中心的一线医务人员熟悉结构化评估策略。(4分,现场)

二、房颤患者的综合治疗(ABC 管理路径)(41分)

房颤患者管理推荐采用 ABC(atrial fibrillation better care)综合管理:"A"是抗凝或卒中预防(anticoagulation / avoid stroke),"B"是指症状管理(better symptom management),"C"是指优化心血管合并症和危险因素的管理(cardiovascular and comorbidity optimization)。

1. 房颤的抗凝治疗/卒中预防。(27分)

1)卒中风险评估:(6分)

2.09　已制定房颤的卒中风险评估流程,明确瓣膜病合并的房颤为卒中高危;对于非瓣膜性房颤,依据 CHA$_2$DS$_2$-VASc 评分评估卒中风险。(3分,资料)

说明:2.09 需上传卒中风险评估流程图的扫描件。

2.10　房颤中心一线医务人员熟悉房颤的卒中风险评估流程。(3分,现场)

2)出血风险评估:(6分)

2.11　已制定房颤的出血风险评估流程,依据 HAS-BLED 评分评估出血风险。(3分,资料)

说明:2.11 需上传出血风险评估流程图的扫描件。

2.12　房颤中心一线医务人员熟悉房颤的出血风险评估流程。(3分,现场)

3)房颤的口服抗凝治疗:(9分)

2.13　已制定房颤的口服抗凝治疗流程。(3分,资料)

说明:2.13 需上传抗凝治疗流程图的扫描件。

2.14　已制定根据患者个体因素选择 NOAC 流程。（3分，资料）

说明：2.14需上传个体化抗凝流程图的扫描件。

2.15　房颤中心一线医务人员熟悉房颤的口服抗凝治疗及根据患者个体因素选择 NOAC 流程。（3分，现场）

4）房颤合并活动性出血患者的抗凝管理：（6分）

2.16　已制定房颤合并活动性出血患者的抗凝管理流程，并备有常见抗凝药物逆转剂。（3分，资料+现场）

说明：2.16需上传出血患者抗凝治疗流程图的扫描件。

2.17　房颤中心一线医务人员熟悉房颤合并活动性出血患者的抗凝管理流程并知晓常见抗凝药物逆转剂的使用方法。（3分，现场）

2．房颤的症状控制。（10分）

1）房颤的心室率控制：（4分）

2.18　房颤心室率控制的目标：已制定房颤急性期及长期心室率控制的目标；房颤中心一线医务人员熟悉房颤心室率控制的目标。（2分，资料+现场）

说明：2.18需上传房颤心室率控制目标的扫描件。

2.19　控制房颤心室率的药物：已制定控制房颤心室率的药物选择流程及适应证；房颤中心一线医务人员熟悉控制房颤心室率的药物选择流程及适应证。（2分，资料+现场）

说明：2.19需上传房颤心室率控制药物选择流程的扫描件。

2）房颤的节律控制：（6分）

2.20　节律控制策略：已制定房颤患者节律控制策略及流程图；房颤中心一线医务人员熟悉房颤患者节律控制策略及流程图。（2分，资料+现场）

说明：2.20需上传房颤患者节律控制流程的扫描件。

2.21　药物复律和电复律：已制定房颤发作时药物复律及电复律的适应证标准及流程图；房颤中心一线医务人员熟悉药物复律及电复律的适应证及流程图。（2分，资料+现场）

说明：2.21需上传药物复律和电复律适应证标准及流程的扫描件。

2.22　长期药物复律：制定了房颤长期节律控制的药物选择流程及"口袋药"复律策略；房颤中心一线医务人员熟悉房颤长期节律控制的药物选择流程及"口袋药"复律策略。（2分，资料+现场）

说明：2.22需上传房颤长期节律控制的药物选择流程及"口袋药"复律策略的扫描件。

3．房颤危险因素和伴随疾病的管理。（4分）

2.23　已制定针对房颤常见危险因素和临床伴随疾病进行早期干预和治疗、预防房颤的发生和进展的流程，包括生活方式干预、心血管危险因素及合并疾病的筛查和管理。管理心血管危险因素和合并疾病有助于卒中预防，并减轻房颤的负担和症状严重程度。生活方式干预包括控制体重、减少酒精摄入、戒烟及合理运动等。应优化管理的心血管危险因素及合并疾病包括高血压、糖尿病、心力衰竭、冠心病、睡眠呼吸暂停等。（2分，资料）

说明：2.23 需上传危险因素和伴随疾病管理流程的扫描件。

2.24　房颤一线医务人员熟悉针对房颤常见危险因素和临床伴随疾病进行早期干预和治疗、预防房颤的发生和进展的流程。（2分，现场）

三、特殊房颤患者人群的综合管理（12分）

1. ACS/PCI：（4分）

2.25　依据指南，已制定 ACS/PCI 合并房颤患者综合管理流程。（2分，资料）

说明：2.25 需上传 ACS/PCI 合并房颤患者综合管理流程的扫描件。

2.26　房颤中心一线医务人员熟悉 ACS/PCI 合并房颤患者综合管理流程。（2分，现场）

2. 脑出血：（4分）

2.27　依据指南，已制定脑出血房颤患者综合管理流程。（2分，资料）

说明：2.27 需上传脑出血房颤患者综合管理流程的扫描件。

2.28　房颤中心一线医务人员熟悉脑出血房颤患者综合管理流程。（2分，现场）

3. 孕妇：（4分）

2.29　依据指南，已制定孕期房颤患者综合管理流程。（2分，资料）

说明：2.29 需上传孕期房颤患者综合管理流程的扫描件。

2.30　房颤中心一线医务人员熟悉孕期房颤患者综合管理流程。（2分，现场）

四、血栓栓塞并发症的治疗（6分）

缺血性卒中的治疗：（6分）

2.31　制定了房颤患者发生缺血性卒中时，请神经内、外科会诊进行专科治疗的流程。（3分，资料）

说明：2.31 需上传房颤继发缺血性卒中的治疗流程的扫描件。

2.32　房颤一线医务人员熟悉房颤继发缺血性卒中的治疗流程。（3分，现场）

五、转诊（34分）

认真落实国家卫健委和国家中医药局颁布的《心房颤动分级诊疗重点任务及服务流程》。

1. 拟行导管/外科消融/杂交手术治疗患者的转诊：（9分）

2.33　制定了对拟行导管/外科消融/杂交手术治疗的房颤患者向上级医院转诊的流程。（3分，资料）

说明：2.33需上传拟行导管/外科消融/杂交手术治疗的房颤患者向上级医院转诊流程的扫描件。

2.34　房颤一线人员熟悉对拟行导管/外科消融/杂交手术治疗的房颤患者向上级医院转诊的流程。（3分，现场）

2.35　拟行导管/外科消融/杂交手术治疗的房颤患者转诊登记溯源材料。（3分，现场）

2.　拟行左心耳封堵/夹闭/缝扎/切除治疗患者的转诊：（9分）

2.36　制定了对拟行左心耳封堵/夹闭/缝扎/切除治疗的房颤患者向上级医院转诊的流程。（3分，资料）

说明：2.36需上传拟行左心耳封堵/夹闭/缝扎/切除治疗的房颤患者向上级医院转诊流程的扫描件。

2.37　房颤一线人员熟悉对拟行左心耳封堵/夹闭/缝扎/切除治疗的房颤患者向上级医院转诊的流程。（3分，现场）

2.38　拟行左心耳封堵/夹闭/缝扎/切除治疗的房颤患者转诊登记溯源材料。（3分，现场）

3.　内脏器官/外周动脉栓塞患者的转诊：（8分）

2.39　制定了房颤患者发生内脏器官/外周动脉栓塞时，请介入科、普外科会诊进行专科治疗的流程。（2分，资料）

说明：2.39需上传发生内脏器官/外周动脉栓塞时，请介入科、普外科会诊进行专科治疗流程的扫描件。

2.40　制定了房颤患者发生内脏器官/外周动脉栓塞时，向上级医院转诊的流程。（2分，资料）

说明：2.40需上传发生内脏器官/外周动脉栓塞时，向上级医院转诊流程的扫描件。

2.41　房颤一线医务人员熟悉房颤继发内脏器官/外周动脉栓塞的转诊流程。（2分，现场）

2.42　内脏器官/外周动脉栓塞患者的转诊登记溯源材料。（2分，现场）

4.　房颤合并活动性出血使用NOAC患者的转诊：（8分）

2.43　制定了房颤使用NOAC患者发生活动性出血时，请相关科室会诊进行专科治疗的流程。（2分，资料）

说明：2.43需上传使用NOAC患者发生活动性出血时，请相关科室会诊进行专科治疗流程的扫描件。

2.44 制定了房颤使用 NOAC 患者发生活动性出血时，向上级医院转诊的流程。(2分，资料)

说明：2.44 需上传使用 NOAC 患者发生活动性出血时，向上级医院转诊流程的扫描件。

2.45 房颤一线医务人员熟悉房颤使用 NOAC 患者发生活动性出血的转诊流程。(2分，现场)

2.46 颤使用 NOAC 发生活动性出血患者的转诊登记溯源材料。(2分，现场)

六、建立房颤患者诊治的全程管理模式(11分)

房颤患者需要多学科合作的全程管理，涉及初步识别、门诊、住院、手术、随访、康复等多个环节，包括急诊救治、规范化抗凝、节律控制、心室率控制、合并症的诊疗、长期随访、生活方式干预、健康教育、患者自我管理等全程规范化管理。

2.47 成立房颤管理团队。由心内科、神经内科、老年病科、内分泌科、急诊科、康复科、影像科、介入科、全科医生、护士、药师等组成。(2分，资料)

说明：2.47 需上传房颤管理团队建制、档案的扫描件。

2.48 逐步建立房颤随访制度及医疗健康档案。有条件的医院可设立房颤专病门诊。(2分，资料+现场)

说明：2.48 需上传房颤随访制度及医疗健康档案的扫描件。

2.49 根据患者病情制定出院计划和随访方案。根据实际情况可采取门诊随访、社区上门随访、电话随访等方式。(2分，资料)

说明：2.49 需上传出院计划和随访方案的扫描件。

2.50 随访内容：(2分，资料)

(1)房颤发作频率；

(2)是否规范化抗凝治疗；

(3)药物治疗安全性，有效性；

(4)是否发生房颤相关心血管事件。

说明：2.50 需上传随访记录的扫描件。

2.51 患者教育及康复管理：(3分，资料)

(1)提高患者的依从性和自我管理能力。

(2)让出院的每一位患者及其家属，了解房颤的基础知识、血栓风险、抗凝出血风险、如何监测心率/心律和症状自我评估；保持健康生活方式，及时按照随访安排定期随访等。

(3)对有并发症并致功能减弱或障碍者，应予康复管理，包括制定康复方案，进行康复教育及针对性康复训练。

说明：2.51需上传患者教育及康复管理记录的扫描件。

第三部分　培训与教育(80分)

加强对各级医护人员规范管理及对房颤患者自我管理的培训是提升房颤疾病规范管理质量的重要手段，因此必须建立严格的培训制度、科学的培训机制和有效的培训评估体系。

房颤中心的培训和教育包括以下几个方面：

一、房颤中心所在医院的全院培训(35分)

1. 针对医院领导、医疗管理、行政管理人员的培训，应在房颤中心成立之前或最晚成立之后1个月以内至少进行一次。培训内容应包括：房颤中心的基本概念、在房颤中心建设和流程优化过程中需要医院解决的主要问题等。(5分)

3.01　培训计划(包括预计培训时间、授课人、参加培训人员、课时等内容)。(1分)

3.02　讲稿。(1分)

3.03　培训记录。(1分)

3.04　签到表。(1分)

3.05　能显示授课时间、包括授课人及第一张幻灯片在内的照片以及包括听众在内的授课场景的照片或视频资料。(1分)

说明：3.01-3.05需上传材料扫描件，及现场核查。

2. 针对房颤中心核心科室专业医师和护士的培训，必须满足以下全部项目：(25分)

已制定针对心血管内科、急诊科、神经内科等直接参与房颤救治工作的各专科医师和护士的培训计划，该计划必须包括以下内容，且应在正式成立房颤中心后1个月内完成全面培训，以后每年进行一轮以确保新增人员得到及时培训。

1)基于区域协同救治体系房颤中心的基本概念：(5分，资料+现场)

3.06　培训计划(包括预计培训时间、授课人、参加培训人员、课时等内容)。(1分)

3.07　讲稿。(1分)

3.08　培训记录。(1分)

3.09　签到表。(1分)

3.10　能显示授课时间、包括授课人及第一张幻灯片在内的照片以及包括听众在内的授课场景的照片或视频资料。(1分)

说明：3.06-3.10需上传材料扫描件，及现场核查。

2)各项管理制度：(5分，资料+现场)

3.11　培训计划（包括预计培训时间、授课人、参加培训人员、课时等内容）。（1分）

3.12　讲稿。（1分）

3.13　培训记录。（1分）

3.14　签到表。（1分）

3.15　能显示授课时间、包括授课人及第一张幻灯片在内的照片以及包括听众在内的授课场景的照片或视频资料。（1分）

说明：3.11-3.15需上传材料扫描件，及现场核查。

3）房颤最新诊治指南：（5分，资料+现场）

3.16　培训计划（包括预计培训时间、授课人、参加培训人员、课时等内容）。（1分）

3.17　讲稿。（1分）

3.18　培训记录。（1分）

3.19　签到表。（1分）

3.20　能显示授课时间、包括授课人及第一张幻灯片在内的照片以及包括听众在内的授课场景的照片或视频资料。（1分）

说明：3.16-3.20需上传材料扫描件，及现场核查。

4）本院房颤中心的救治流程图：（5分，资料+现场）

3.21　培训计划（包括预计培训时间、授课人、参加培训人员、课时等内容）。（1分）

3.22　讲稿。（1分）

3.23　培训记录。（1分）

3.24　签到表。（1分）

3.25　能显示授课时间、包括授课人及第一张幻灯片在内的授课场景的照片或视频资料。（1分）

说明：3.21-3.25需上传材料扫描件，及现场核查。

5）房颤诊疗过程中的数据采集及房颤中心认证云平台数据库填报：（5分，资料+现场）

3.26　培训计划（包括预计培训时间、授课人、参加培训人员、课时等内容）。（1分）

3.27　讲稿。（1分）

3.28　培训记录。（1分）

3.29　签到表。（1分）

3.30　能显示授课时间、包括授课人及第一张幻灯片在内的照片以及包括听众在内的授课场景的照片或视频资料。（1分）

说明：3.26-3.30需上传材料扫描件，及现场核查。

3.　全员培训效果检验：（5分，现场）

3.31　急诊及心血管专业人员访谈。(2分，现场)

3.32　非急诊及心血管专业的医护人员。(2分，现场)

3.33　医疗辅助人员。(1分，现场)

说明：现场核查时专家进行岗位检验及随机访谈。

二、对本地区基层医疗机构的培训(25分)

对本地区其他基层医疗机构的培训是房颤中心的重要职责之一，申请认证时必须满足以下全部条件：

1. 已制订针对其他基层医疗机构的培训计划，该计划必须包括以下内容：基于区域协同救治体系房颤中心的基本概念、房颤的综合救治流程，应在成立房颤中心后2个月内完成上述全部培训计划，以后每年进行一轮。(2分，资料+现场)

3.34　培训计划：包括预计授课时间、内容、授课人、课时等。(1分)

3.35　讲稿。(1分)

说明：3.34-3.35需上传材料扫描件，及现场核查。

2. 已经在至少5家以上的本地区其他社区医疗机构实施上述培训计划。(20分，资料+现场)

第一家：(4分)

3.36　培训记录。(1分)

3.37　签到表。(1分)

3.38　照片。(1分)

3.39　试卷及成绩表。(1分)

第二家：(4分)

3.40　培训记录。(1分)

3.41　签到表。(1分)

3.42　照片。(1分)

3.43　试卷及成绩表。(1分)

第三家：(4分)

3.44　培训记录。(1分)

3.45　签到表。(1分)

3.46　照片。(1分)

3.47　试卷及成绩表。(1分)

第四家：(4分)

3.48　培训记录。(1分)

3.49　签到表。（1分）

3.50　照片。（1分）

3.51　试卷及成绩表。（1分）

第五家：（4分）

3.52　培训记录。（1分）

3.53　签到表。（1分）

3.54　照片。（1分）

3.55　试卷及成绩表。（1分）

3.其他：（3分）

3.56　其他社区医疗机构熟悉区域协同救治体系的概念及与房颤中心的联络机制。（3分，现场）

说明：申请认证时，应提交实施上述培训计划的客观依据，包括但不限于：培训记录、签到表、能显示时间和内容的培训现场照片、培训后考核试卷及考试成绩表。

三、社区教育（20分）

社区人群教育是指房颤中心积极参与对社区人群进行有关房颤的症状和体征的识别以及救治的培训，这是房颤中心的重要职责之一。房颤中心必须承担公众健康教育义务，并积极致力于通过对公众教育来降低房颤的致残率及死亡率。

3.57　为社区人群提供房颤症状和体征以及房颤治疗的培训计划，至少包括下列项目中的四项，且要求每年至少进行一次：（4分，资料）

（1）通过定期举办讲座或健康咨询活动，为社区人群提供有关房颤症状、体征、治疗、并发症的防治的培训；

（2）向社区发放有关房颤症状、体征、治疗、并发症的防治的科普性书面材料；

（3）房颤中心向社区提供健康体检、义诊、房颤筛查等服务；

（4）通过各类媒体、网络、社区宣传栏等途径提供房颤常识的教育；

（5）向社区提供房颤抗凝的培训指导。

说明：3.57申请时需提交培训计划和讲稿：需上传为社区人群制订的培训计划和幻灯片（讲义形式，一页六个幻灯片，上传第一页）。

3.58-3.67　已经在医院周边地区至少5个以上社区实施了上述培训计划。（10分，资料）

第一家：（2分）

3.58　培训记录。（1分）

3.59　照片。（1分）

第二家：(2分)

3.60　培训记录。(1分)

3.61　照片。(1分)

第三家：(2分)

3.62　培训记录。(1分)

3.63　照片。(1分)

第四家：(2分)

3.64　培训记录。(1分)

3.65　照片。(1分)

第五家：(2分)

3.66　培训记录。(1分)

3.67　照片。(1分)

说明：申请认证时应提交实施上述培训计划的客观依据，包括但不限于：培训记录、能显示时间和内容的培训现场照片或视频资料。

3.68　至少在3个以上社区开展了心血管疾病防治的义诊和健康咨询活动，需提供现场照片。(6分，资料)

说明：3.68需上传3个社区的义诊照片。

中国房颤中心示范基地认证标准
（标准版 1.0）（试行）

为使房颤中心建设进一步规范、有序开展，房颤中心联盟拟在全国建立若干个房颤中心示范基地，使之在房颤中心建设中起示范引领作用。现将认证标准予以公布，供各地在建设房颤中心示范基地时参考。

第一部分　基本条件与资质（27 分）

1. 医院必须是通过房颤中心总部认证的房颤中心（标准版）。（3 分）

1.01　医院必须是通过房颤中心总部认证的房颤中心（标准版）。（3 分，资料）

说明：1.01 需上传通过房颤中心标准版认证的证明。

2. 医院必须是国家卫健委医院管理研究所或中国医师协会授予的心律失常培训基地。（2 分）

1.02　医院是国家卫健委医院管理研究所授予的心律失常培训基地，3 年累积招收学员至少 10 名；或者是中国医师协会授予的心律失常培训基地，3 年累积招收学员至少 10 名。（2 分，资料）

说明：1.02 上传招收学员名单及培训导师资质证明。

3. 必须开设房颤专病门诊，可挂专病门诊号。（2 分）

1.03　必须开设房颤专病门诊，可挂专病门诊号。（2 分，现场）

说明：1.03 需现场核查。

4. 人员资质及专科诊治条件。（12 分）

1）人员资质：（10 分）

1.04　至少有 4 名接受过规范培训、具备房颤导管消融手术能力的高级职称的心血管专科医师，房颤中心的房颤导管消融（射频消融、冷冻消融）年手术量不低于 300 例。（5 分，资料）

1.05　至少有 2 名接受过规范培训、具备经皮导管左心耳封堵手术能力的高级职称的心血管专科医师，房颤中心的左心耳封堵年手术量不低于 40 例；房颤一站式治疗（房颤消

融+左心耳封堵术)手术量不低于 15 例。(5 分，资料)

说明：1.04-1.05 需上传以下材料(上传至少 4 名术者的材料)：

(1)个人介入准入治疗资质文件或证书的扫描件；

(2)卫健委介入直报系统个人统计量截图或导管室手术病例登记的扫描件；

(3)职称证书的扫描件；

(4)专业资格证书的扫描件。

2)医院其他专科条件：(2 分)

1.06 医院常规开展经皮颅内动脉腔内取栓术。(1 分，资料)

说明：经皮颅内动脉腔内取栓术需上传脑卒中直报系统最近 1 年病例数的截图，并给予文字说明，现场核查时确认。

1.07 医院常规开展体外循环支持下心外科手术。(1 分，资料)

说明：体外循环支持下心外科手术数量在现场核查时确认。

5. 房颤诊断的基本支持条件：(2 分)

1.08 在对房颤进行诊治时，能得到其他相关学科的支持，例如心外科、介入科、神经内科、神经外科、影像科等，组建多学科共同工作的房颤管理团队，建立多学科会诊制度，并定期进行病例讨论及质控。(2 分，现场)

说明：1.08 需现场核查。

6. 随访数据库的填报与管理：(6 分)

1.09 启用中国房颤中心认证云平台随访数据库，并至少提供 12 个月的数据供认证时评估；必须使用 2.0 版本数据库。(2 分，资料)

说明：1.09 需上传本单位云平台首页的截图以及概要信息中从启用云平台到当前时间的房颤病例统计饼图。

1.10 制定了数据库的管理、使用及监督制度，并有数据的审核制度，确保数据库的真实、客观、准确；每个季度均应对数据库填报进行质控，并有持续改进。(2 分，资料)

说明：1.10 需上传数据管理制度的扫描件。

1.11 制定房颤患者管理随访方案及流程并将随访数据录入数据库。(2 分，现场)

第二部分 对房颤患者的评估及救治(55 分)

一、房颤患者的筛查与结构化评估(7 分)

1. 房颤患者的筛查。(3 分)

2.01 已制定房颤的筛查流程，在门诊设立筛查点，主要针对具有房颤易患因素(包括年龄、高血压、冠心病、瓣膜病、甲亢、慢性阻塞性肺疾病、高血脂、糖尿病、肥胖、睡眠呼吸暂停、吸烟、酗酒、缺乏运动等)人群进行重点筛查。(2分,现场)

2.02　房颤中心的一线医务人员熟悉房颤的筛查流程。(1分,现场)

说明:2.01-2.02 需现场核查。

2.　房颤患者的结构化评估。(4分)

2.03　已制定房颤综合评估策略,对卒中风险(CHA$_2$DS$_2$-VASc 评分)、症状严重程度(EHRA 症状评分)、房颤负荷和房颤基质进行个体化评估,制定治疗决策,优化房颤管理。(1分,资料+现场)

说明:2.03 需上传房颤综合评估流程图。

2.04　房颤中心的一线医务人员熟悉结构化评估策略。(3分,现场)

二、房颤患者的综合治疗(36分)

1.　房颤的卒中预防。(6分)

1)卒中风险评估:(3分)

2.05　已制定房颤的卒中风险评估流程,明确瓣膜病合并的房颤为卒中高危;对于非瓣膜性房颤,依据 CHA$_2$DS$_2$-VASc 评分评估卒中风险,且非瓣膜性房颤患者血栓栓塞风险评估率达100%。(2分,现场)

2.06　房颤中心一线医务人员熟悉房颤的卒中风险评估流程。(1分,现场)

说明:2.05-2.06 需现场核查。

2)出血风险评估:(3分)

2.07　已制定房颤的出血风险评估流程,依据 HAS-BLED 评分评估出血风险,且非瓣膜性房颤患者出血风险评估率达100%。(2分,现场)

2.08　房颤中心一线医务人员熟悉房颤的出血风险评估流程。(1分,现场)

说明:2.07-2.08 需现场核查。

2.　房颤患者抗凝治疗流程。(3分)

2.09　制定了房颤患者抗凝治疗流程,且非瓣膜性房颤患者出院抗凝药物使用率≥90%;瓣膜性房颤患者出院华法林使用率≥90%。(2分,现场)

2.10　房颤中心一线医务人员熟悉非瓣膜性房颤患者抗凝治疗流程。(1分,现场)

说明:2.09-2.10 需现场核查。

3.　特殊房颤患者的抗凝治疗。(9分)

1)PCI 合并房颤的抗栓治疗流程:(3分)

2.11　制定了 PCI 合并房颤的抗栓治疗流程,且抗凝药物使用率≥90%。(2分,现场)

2.12　房颤中心一线医务人员熟悉 PCI 合并房颤的抗栓治疗流程。(1分，现场)

说明：2.11-2.12 需现场核查。

2)卒中后合并房颤的抗凝治疗流程：(3分)

2.13　制定了卒中后合并房颤的抗凝治疗流程。(2分，现场)

2.14　房颤中心一线医务人员熟悉卒中后合并房颤的抗凝治疗流程。(1分，现场)

说明：2.13-2.14 需现场核查。

3)肾功能不全合并房颤的抗凝治疗流程：(3分)

2.15　制定了肾功能不全合并房颤的抗凝治疗流程。(2分，现场)

2.16　房颤中心一线医务人员熟悉肾功能不全合并房颤的抗凝治疗流程。(1分，现场)

说明：2.15-2.16 需现场核查。

4.　房颤的手术治疗方式。(18分)

1)房颤的经皮导管/冷冻消融：(9分)

(1)导管消融的适应证：(1.5分)

2.17　依据指南，制定了本中心的导管消融适应证标准。(0.5分，现场)

2.18　房颤中心一线医务人员熟悉导管消融适应证。(1分，现场)

说明：2.17-2.18 需现场核查。

(2)术前准备：(1分)

2.19　制定了导管消融的知情同意书。(0.5分，现场)

2.20　制定了术前需完成的相关检查清单。(0.5分，现场)

说明：2.19-2.20 需现场核查。

(3)手术过程：(3分)

2.21　制定了各种导管消融术式的 SOP。(1分，现场)

2.22　制定了防止术中并发症的预案，且房颤导管消融严重并发症(死亡；假性动脉瘤；动静脉瘘；术中及术后 72 小时内新发或增多的心包积液及心包填塞，且合并下列情况之一：行心包穿刺引流、行外科修补；术中及术后 72 小时内的脑卒中；左房食管瘘；肺静脉狭窄、膈神经麻痹)应≤2%。(2分，现场)

说明：2.21-2.22 需现场核查。

(4)术后观察与随访：(3.5分)

2.23　制定了术后出院前需观察的项目清单。(0.5分，现场)

2.24　制定了术后抗凝及抗心律失常药物使用流程。(1分，现场)

2.25　制定了术后的随访时间节点及随访项目计划。(1分，现场)

2.26　接受导管消融手术的患者录入房颤中心的云数据库。(1分，现场)

说明：2.23-2.26需现场核查。

2）经皮导管左心耳封堵：（9分）

（1）左心耳封堵的适应证：（1.5分）

2.27　依据指南，制定了本中心的左心耳封堵适应证标准。（0.5分，现场）

2.28　房颤中心一线医务人员熟悉左心耳封堵适应证。（1分，现场）

说明：2.27-2.28需现场核查。

（2）术前准备：（1分）

2.29　制定了左心耳封堵的知情同意书。（0.5分，现场）

2.30　制定了术前需完成的相关检查清单。（0.5分，现场）

说明：2.29-2.30需现场核查。

（3）手术过程：（3分）

2.31　制定了各类左心耳封堵器植入的SOP。（1分，现场）

2.32　制定了防止术中并发症的预案，且左心耳封堵术并发症（死亡；假性动脉瘤；动静脉瘘；术中及术后72小时内新发或增多的心包积液及心包填塞，且合并下列情况之一：行心包穿刺引流、行外科修补；术中及术后72小时内的脑卒中；封堵器脱载）≤2%。（2分，现场）

说明：2.31-2.32需现场核查。

（4）术后观察与随访：（3.5分）

2.33　制定了术后出院前需观察的项目清单。（0.5分，现场）

2.34　制定了术后抗栓药物使用流程。（1分，现场）

2.35　制定了术后的随访时间节点及随访项目计划。（1分，现场）

2.36　接受左心耳封堵手术的患者录入房颤中心的云数据库。（1分，现场）

说明：2.33-2.36需现场核查。

三、房颤危险因素及出院前的管理（8分）

1. 房颤危险因素的管理。（4分）

1）房颤合并高血压的治疗：（2分）

2.37　房颤合并高血压患者降压药物治疗率≥90%。（2分，现场）

2）房颤合并LVEF<40%患者的治疗：（2分）

2.38　房颤合并LVEF<40%患者，ARNI/ACEI/ARB治疗率≥90%。（2分，现场）

说明：2.37-2.38需现场核查。

2. 房颤患者出院前的管理。（4分）

1）规范房颤患者的生活方式：（2分）

2.39 在出院小结里记录房颤患者生活方式改变，如建议患者戒烟、戒酒，控制体重，增加运动。（2分，现场）

说明：2.39需现场核查。

2）服用 VKA 抗凝治疗的房颤患者：（2分）

2.40 制订合理 INR 监测计划，并有明确医嘱或患者记录手册。（2分，现场）

说明：2.40需现场核查。

四、房颤抗凝出血并发症的治疗（4分）

1. 房颤抗凝轻中度出血的治疗。（2分）

2.41 房颤一线医务人员熟悉房颤抗凝轻中度出血的治疗流程。（2分，现场）

2. 房颤抗凝严重出血的治疗。（2分）

2.42 房颤一线医务人员熟悉房颤抗凝严重出血的治疗流程。（2分，现场）

说明：2.41-2.42需现场核查。

第三部分 培训与教育（18分）

1. 房颤中心核心科室专业医师和护士的培训。（2分）

2.43-2.47 基于区域协同救治体系房颤中心的基本概念、房颤最新指南、各项管理制度、房颤中心的救治流程图。（2分，资料）

说明：申请时应提交：培训计划（包括预计培训时间、授课人、参加培训人员、课时等内容），讲稿，培训记录，签到表，能显示授课时间、包括授课人及第一张幻灯片在内的照片以及包括听众在内的授课场景的照片或视频资料。

2. 对住院房颤患者或家属进行宣教、培训。（1分）

2.48 对住院的房颤患者及家属每月进行一次健康宣教及培训，并建立提供患教培训活动的公众号。（1分，资料）

说明：申请认证时应提交包括但不限于：培训记录、签到表、照片。

3. 至少在 10 家本地区其他基层医疗机构实施上述培训计划（包括基于区域协同救治体系房颤中心的基本概念、房颤的综合救治流程）。（15分）

2.49 应提交实施培训计划的客观依据，包括：培训记录、签到表、能显示时间和内容的培训现场照片、培训后考核试卷及考试成绩表。（3分，资料）

说明：申请时应提交：培训记录；签到表；能显示授课时间、包括授课人及第一张幻灯片在内的照片以及包括听众在内的授课场景的照片或视频资料；培训后考核试卷及考试成绩表。

2.50 基层医疗机构熟悉区域协调救治体系的概念及与房颤中心的联络机制。（1分，资料）

说明：上传基层医疗机构相关人员参加培训的证明材料（签到表等）或试卷。

2.51 房颤一线医务人员熟悉房颤分级诊疗服务目标及路径，定期派专科医师至二级或基层医院指导诊疗，对分级诊疗服务质量进行评估。（2分，资料+现场）

说明：上传二级或基层医疗机构房颤诊疗路径。机构考核下级医疗机构对房颤分级诊疗服务目标及路径掌握情况。

2.52 需上传三级医院分级诊疗服务流程图。房颤一线医务人员熟悉双向转诊的标准。（2分，资料+现场）

说明：上传房颤分级诊疗流程图。现场考核相关医护人员房颤患者双向转诊的标准。

2.53 每年至少进行房颤手术实况转播1次。（1分，资料）

说明：申请认证时应提交包括但不限于：培训记录、签到表、照片。

2.54 每季度至少指导其他医院进行房颤中心教育培训1次。（1分，资料）

说明：申请认证时应提交包括但不限于：培训记录、签到表、照片。

2.55 每月在基层医院至少进行1次房颤教学查房。（1分，资料）

说明：申请认证时应提交包括但不限于：培训记录、签到表、照片。

2.56 每月至少进行房颤远程会诊或手术指导1次，为其他医院房颤中心提供会诊、指导或救援能力。（1分，资料）

说明：申请认证时应提交包括但不限于：培训记录、签到表、照片。

2.57 至少在5个社区实施了为社区人群提供房颤症状和体征以及房颤治疗的培训计划（2分，资料）

说明：申请认证时应提交实施上述培训计划的客观依据，包括但不限于：培训记录、能显示时间和内容的培训现场照片或视频资料。

2.58 每季度在社区至少进行1次房颤义诊或宣教活动。（1分，资料）

说明：申请认证时应提交包括但不限于：培训记录、签到表、照片。

中国房颤中心示范基地认证标准
（基层版 1.0）（试行）

房颤中心联盟　房颤中心联盟专家委员会

　　为使房颤中心建设进一步规范、有序开展，房颤中心联盟拟在全国建立若干个基层房颤中心示范基地，使之在基层医院房颤中心建设中起示范引领作用。现将认证标准予以公布，供各地在建设房颤中心示范基地时参考。

　　本示范基地适用于三级医院或少数管理优秀的二级医院，申请认证前必须满足中国房颤中心认证标准（基层版）全部条件并有良好的心血管康复管理条件。在此基础上需同时满足以下所有条件。

第一部分　基本条件与资质（20 分）

　　1.01　医院必须是通过房颤中心认证的房颤中心（基层版）。（4 分，资料）

　　说明：1.01 需上传通过房颤中心认证的证明。

　　1.02　在对房颤进行诊治时，能得到其他相关学科的支持，例如神经内科、影像科、康复科、急诊科等，组建多学科共同工作的房颤管理团队，建立多学科会诊制度，并定期进行病例讨论及质控。（4 分，资料+现场）

　　说明：1.02 需上传能体现房颤诊治过程中会诊和协作机制的流程图及会诊制度。现场核查是否能在规定的时间内完成会诊。

　　1.03　已开始启用中国房颤中心认证云平台随访数据库，并至少提供 12 个月的数据供认证时评估；必须使用 2.0 版本数据库。（3 分，资料）

　　1.04　首次医疗接触的房颤患者应及时在数据库中建档；要求：所有进入心内科诊疗的房颤患者登记比例不低于 75%，其中住院病人登记比例不低于 95%。（3 分，资料+现场）

　　1.05　制定了数据库的管理、使用及监督制度，并有数据的审核制度，确保数据库的

真实、客观、准确;每个季度均应对数据库填报进行质控,并有持续改进。(3分,资料)

说明:1.05 需上传数据管理制度的扫描件。

1.06 制定房颤患者管理随访方案并录入数据库。(3分,现场)

说明:房颤中心的一线医务人员熟悉房颤的随访流程,并将随访资料录入数据库。

第二部分 对房颤患者的评估及救治(60分)

一、房颤患者的筛查与结构化评估(7分)

1. 房颤患者的筛查。(3分)

2.01 已制定房颤的筛查流程,在门诊设立筛查点,主要针对具有房颤易患因素(包括年龄、高血压、冠心病、瓣膜病、甲亢、慢性阻塞性肺疾病、高血脂、糖尿病、肥胖、睡眠呼吸暂停、吸烟、酗酒、缺乏运动等)人群进行重点筛查。(2分,现场)

2.02 房颤中心的一线医务人员熟悉房颤的筛查流程(1分,现场)

说明:2.01-2.02 需现场核查。

2. 房颤患者的结构化评估。(4分)

2.03 已制定房颤综合评估策略,对卒中风险(CHA$_2$DS$_2$-VASc 评分)、症状严重程度(EHRA 症状评分)、房颤负荷和房颤基质进行个体化评估,制定治疗决策,优化房颤管理。(2分,资料+现场)

说明:2.03 需上传房颤综合评估流程图。

2.04 房颤中心的一线医务人员熟悉结构化评估策略。(2分,现场)

二、房颤患者的综合治疗(24分)

1. 房颤的卒中预防。(6分)

1)卒中风险评估:(3分)

2.04 已制定房颤的卒中风险评估流程,明确瓣膜病合并的房颤为卒中高危;对于非瓣膜性房颤,依据 CHA$_2$DS$_2$-VASc 评分评估卒中风险,且非瓣膜性房颤患者血栓栓塞风险评估率达100%。(2分,现场)

2.05 房颤中心一线医务人员熟悉房颤的卒中风险评估流程。(1分,现场)

说明:2.04-2.05 需现场核查。

2)出血风险评估:(3分)

2.06 已制定房颤的出血风险评估流程,依据 HAS-BLED 评分评估出血风险,且非瓣膜性房颤患者出血风险评估率达100%。(2分,现场)

2.07 房颤中心一线医务人员熟悉房颤的出血风险评估流程。(1分，现场)

说明：2.06-2.07需现场核查。

2. 房颤的症状控制。(6分)

1)房颤的心室率控制：(3分)

2.08 制定了控制房颤心率的药物选择流程。(2分，现场)

2.09 房颤中心一线医务人员熟悉控制房颤心率的药物选择流程。(1分，现场)

说明：2.08-2.09需现场核查。

2)房颤的节律控制：(3分)

2.10 制定了房颤长期节律控制的药物选择流程，抗心律失常药物合理使用率≥90%。(2分，现场)

2.11 房颤中心一线医务人员熟悉房颤长期节律控制的药物选择流程。(1分，现场)

说明：2.01-2.11需现场核查。

3. 房颤患者抗凝治疗流程。(3分)

2.12 制定了房颤患者抗凝治疗流程，且非瓣膜性房颤患者出院抗凝药物使用率≥90%；瓣膜性房颤患者出院华法林使用率≥90%。(2分，现场)

2.13 房颤中心一线医务人员熟悉非瓣膜性房颤患者抗凝治疗流程。(1分，现场)

说明：2.12-2.13需现场核查。

4. 特殊房颤患者的抗凝治疗。(9分)

1)PCI合并房颤的抗栓治疗流程：(3分)

2.14 制定了PCI合并房颤的抗栓治疗流程，且抗凝药物使用率≥90%(2分，现场)

2.15 房颤中心一线医务人员熟悉PCI合并房颤的抗栓治疗流程(1分，现场)

说明：2.14-2.15需现场核查。

2)卒中后合并房颤的抗凝治疗流程：(3分)

2.16 制定了卒中后合并房颤的抗凝治疗流程(2分，现场)

2.17 房颤中心一线医务人员熟悉卒中后合并房颤的抗凝治疗流程(1分，现场)

说明：2.16-2.17需现场核查。

3)肾功能不全合并房颤的抗凝治疗流程：(3分)

2.18 制定了肾功能不全合并房颤的抗凝治疗流程。(2分，现场)

2.19 房颤中心一线医务人员熟悉肾功能不全合并房颤的抗凝治疗流程。(1分，现场)

说明：2.18-2.19需现场核查。

三、房颤危险因素及出院前的管理(5分)

1. 房颤危险因素的管理。(2分)

1）房颤合并高血压的治疗：（1分）

2.20　房颤合并高血压患者降压药物治疗率≥90%。（1分，现场）

说明：2.20需现场核查。

2）房颤合并LVEF<40%患者的治疗：（1分）

2.21　房颤合并LVEF<40%患者，ARNI/ACEI/ARB治疗率≥90%。（1分，现场）

说明：2.21需现场核查。

2.　房颤患者出院前管理。（3分）

1）规范房颤患者的生活方式：（2分）

2.22　在出院小结里记录房颤患者生活方式改变，如建议患者戒烟、戒酒，控制体重，增加运动。（2分，现场）

说明：2.22需现场核查。

2）服用VKA抗凝治疗的房颤患者：（1分）

2.23　制订合理INR监测计划，并有明确医嘱或患者记录手册。（1分，现场）

说明：2.23需现场核查。

四、房颤抗凝出血并发症的治疗（4分）

1.　房颤抗凝轻中度出血的治疗。（2分）

2.24　房颤一线医务人员熟悉房颤抗凝轻中度出血的治疗流程。（2分，现场）

2.　房颤抗凝严重出血的治疗。（2分）

2.25　房颤一线医务人员熟悉房颤抗凝严重出血的治疗流程。（2分，现场）

说明：2.24-2.25需现场核查。

五、转诊（20分）

对于有如下转诊适应证的患者，医务人员应尽告知责任，如患者因故不愿转诊，应让患者在病历上签字为证：

1.　拟行导管消融治疗患者的转诊。（5分）

2.26　制定了对拟行导管消融治疗的房颤患者向上级医院转诊的流程。（2分）

2.27　房颤一线人员熟悉对拟行导管消融治疗的房颤患者向上级医院转诊的流程。（2分）

2.28　拟行导管消融治疗的房颤患者转诊登记溯源材料。（1分）

说明：2.26-2.28需现场核查。

2.　拟行左心耳封堵治疗患者的转诊。（5分）

2.29　制定了对拟行左心耳封堵治疗的房颤患者向上级医院转诊的流程。（2分）

2.30　房颤一线人员熟悉对拟行左心耳封堵治疗的房颤患者向上级医院转诊的流程。（2分）

2.31　拟行左心耳封堵治疗的房颤患者转诊登记溯源材料。（1分）

说明：2.29-2.31需现场核查。

3. 危重症房颤患者的转诊。（5分）

2.32　制定了危重症患者向上级医院转诊的流程。（2分，现场）

2.33　房颤一线人员熟悉对危重症患者向上级医院转诊的流程。（2分，现场）

2.34　危重症患者向上级医院转诊登记溯源材料。（1分，资料）

说明：2.32-2.34需现场核查。

4. 房颤患者接续治疗及康复。（5分）

2.35　制定了房颤患者由上级医院转诊至本院的接续治疗及康复流程。（2分，现场）

2.36　房颤一线人员熟悉对由上级医院转诊至本院的接续治疗及康复流程。（2分，现场）

2.37　由上级医院转诊至本院进行接续治疗及康复的房颤患者登记溯源材料。（1分，资料）

说明：2.35-2.37需现场核查。

第三部分　培训与教育（20分）

1. 房颤中心核心科室专业医师和护士的培训。（2分）

3.01-3.05　培训内容包括基于区域协同救治体系房颤中心的基本概念、房颤最新指南、各项管理制度、房颤中心的救治流程等。（2分，资料）

说明：申请时应提交：培训计划（包括预计培训时间、授课人、参加培训人员、课时等内容），讲稿，培训记录，签到表，能显示授课时间、包括授课人及第一张幻灯片在内的照片以及包括听众在内的授课场景的照片或视频资料。

2. 对住院房颤患者或家属进行宣教、培训。（18分）

3.06　对住院的房颤患者及家属每月进行一次健康宣教及培训，并建立提供患教培训活动的公众号。（2分，资料+现场）

说明：申请认证时应提交包括但不限于：培训记录、签到表、照片。

3.07　房颤一线医务人员熟悉房颤分级诊疗服务目标及路径，定期派专科医师至上级医院进修学习，对分级诊疗服务质量进行评估。（3分，资料+现场）

说明：上传房颤分级诊疗培训的相关资料，现场考核相关人员对房颤分级诊疗目标和路径掌握和实施情况。

3.08　上传三级医院分级诊疗服务流程图。房颤一线医务人员熟悉双向转诊的标准。（3 分，资料+现场）

说明：上传基层医疗单位上转房颤患者的标准和流程图。现场考核相关医护人员对该标准和流程图的掌握情况。

3.09　每季度至少指导其他基层医院或社区诊所进行房颤教育培训 1 次。（2 分，资料）

说明：申请认证时应提交包括但不限于：培训记录、签到表、照片。

3.10　每月在其他基层医院至少进行 1 次房颤查房，提供会诊、指导和救援能力。（2 分，资料）

说明：申请认证时应提交包括但不限于：培训记录、签到表、照片。

3.11　已经在医院周边地区至少 5 个社区实施了为社区人群提供房颤症状和体征以及房颤治疗的培训计划。（3 分，资料）

说明：申请认证时应提交实施上述培训计划的客观依据，包括但不限于：培训记录、能显示时间和内容的培训现场照片或视频资料。

3.12　每季度在社区至少进行 1 次房颤义诊或宣教活动。（3 分，资料）

说明：申请认证时应提交实施上述房颤义诊或宣教活动的客观依据，包括但不限于：培训记录、签到表、照片。

中国房颤中心质控方案及质控指标
（标准版 1.0）

为高质量建设房颤中心，中国房颤中心联盟组织相关专家依据三年以来的建设经验结合建设实际，特制定《中国房颤中心质控方案及质控措施 1.0》，现予以公布，供各房颤中心及房颤中心建设单位在深化房颤中心建设时参考。

一、房颤的筛查与随访、门急诊管理、数据库填写

1. 持续开展房颤筛查工作

（1）制定房颤筛查流程（如针对 65 岁以上、高血压、糖尿病、冠心病、心肌病、脑梗死、睡眠呼吸暂停低通气综合征等患者进行常规房颤筛查）。

（2）具有房颤筛查平台、与筛查人员（心血管专业人员或经过培训人员）。

2. 持续开展房颤随访工作

（1）建立房颤随访制度。

（2）患者出院时制定随访方案：药物治疗患者每月随访一次，手术患者根据手术类型定期随访。根据实际情况可采取门诊随访、社区随访、电话随访等方式。随访内容需至少包括：

①房颤发作频率；

②是否规范化抗凝治疗；

③药物/手术治疗安全性、有效性；

④是否发生房颤相关心血管事件；

⑤接受中医药治疗的患者，评估其证候变化。

（3）保证随访率（1 月随访率≥80%，3 月随访率≥60%，6 月随访率≥50%，1 年随访率≥50%）。

（4）随访资料完整。

3. 房颤门诊工作开展情况

（1）固定时间、固定诊室持续开设房颤门诊，门诊出诊率达到 100%。

（2）门诊人员熟知房颤诊疗规范。

4. 房颤急诊开展情况

（1）房颤急诊实现房颤患者心电图可实时传输，与心内科会诊机制成熟。

（2）房颤患者急诊处置所涉及相关核心科室会诊转诊机制成熟（如房颤相关急性卒中患者紧急溶栓绿色通道的开设等）。

（3）所有房颤患者转诊分流去向明确。

（4）熟知房颤急诊相关诊疗规范，并有能力处置房颤相关急诊。

5. 数据库填写

（1）数据填写量：所有进入心内科诊疗的房颤患者登记比例不低于75%，其中住院病人登记比例不低于90%。房颤电复律、房颤介入手术及外科手术患者的登记比例应达到100%，要求术后72小时内进行填报。

（2）填报数据完整、准确，可追溯。

二、房颤的分级诊疗

1. 参与分级诊疗链

（1）分别与上级、下级房颤中心建设单位签订分级诊疗协议。

（2）熟知分级诊疗链具体内容。

2. 熟悉房颤分级诊疗方案的核心内容

（1）熟知所属医疗机构在分级诊疗方案中的功能定位。

（2）熟知分级诊疗路径。

3. 明确制定房颤分级诊疗指征

4. 践行分级诊疗方案，具有分级诊疗指征的患者及时转诊，保证一定转诊率（≥30例/年）

三、房颤的诊断与治疗

1. 房颤的诊断

2. 房颤患者风险评估、基础疾病评估

3. 房颤患者的治疗

（1）上游治疗：管理基础疾病及危险因素。

（2）预防卒中：抗凝药物规范化使用情况；左心耳封堵术开展情况（≥15例/年）。

（3）控制心室率：药物使用情况是否规范；起搏器+房室结消融手术开展及指征掌控情况。

（4）节律控制：

①复律：药物复律；电复律；导管消融（射频消融、冷冻球囊消融）；外科手术；内外科杂交手术等各类复律措施开展情况（是否规范，适应证掌控是否准确）及相关手术并发症

发生情况。

②长期节律控制药物使用情况。

（5）房颤相关并发症治疗：如卒中治疗、康复治疗（是否体现多学科协作）。

（6）房颤的中医辨证论治。

四、培训与教育

1. 每月开展房颤中心工作质量改进会议

2. 院内培训

（1）科室人员培训：全体核心科室医护人员，内容包括房颤中心各项制度、最新房颤诊疗指南、本院房颤患者救治流程等，每年进行一次。

（2）全员培训：院内全体成员，内容包括房颤中心相关制度、院内房颤患者诊治流程，每年进行一次。

3. 基层医疗机构培训

至少5家以上的本地区其他基层医疗机构开展培训，内容包括房颤中心建设的基本概念、房颤的综合救治流程、分级诊疗方案。每年开展至少一次。

4. 患者教育、公众教育

（1）患者教育，内容包括：

①提高患者的依从性和自我管理能力；

②了解房颤的基础知识、血栓风险、抗凝出血风险、如何监测心率/心律和症状自我评估；保持健康生活方式，及时按照随访安排定期随访等；

③对有并发症并致功能减弱或障碍者，应予康复管理，包括制定康复方案，康复教育及针对性康复训练；

④了解房颤中医药防治的基本知识。

（2）公众教育：至少两个以上社区开展培训，内容包括：

①通过定期举办讲座或健康咨询活动，为社区人群提供有关房颤症状、体征、治疗、并发症的防治的培训；

②向社区发放有关房颤症状、体征、治疗、并发症的防治的科普性书面材料；

③房颤中心向社区提供健康体检、义诊等房颤筛查服务；

④通过各类媒体、网络、社区宣传栏等途径提供房颤常识的教育；

⑤向社区提供房颤抗凝的培训指导；

附1　房颤中心四级质控体系

附2　房颤中心质控指标（标准版）

附1 房颤中心四级质控体系

全国质控	①管理房颤中心质控平台，开放各级质控管理账号 ②全国年度质控报告（数据质量、建设情况、认证情况） ③协助省联盟质控工作推进，提供相应数据 ④专家委员会设置年度质控主体，年度重点推进

省级质控	①帮扶指导省内通过认证单位的质控工作 ②每一年到院（现场或线上）检查省内各房颤中心的质控情况 ③撰写各省的年度质控考核汇报 ④指导建设单位开展规范的质控管理工作

地市级质控	①帮扶指导区域内部通过认证单位的质控工作 ②每半年（一年）到区域内（现场或线上）各房颤中心检查质控情况 ③撰写每半年（一年）质控考核报告，并报送至省级联盟

院级质控	①及时填报数据 ②导出填报数据分析总结，制定改进措施，促进本院房颤中心规范诊疗的持续改进 ③配合地市级联盟、省级联盟进行季度、半年度质控检查

附2　房颤中心质控指标（标准版）

序号	质控指标	考核标准	分值	质控指标评分区间			
1	房颤筛查例数	>400 例/年，每月录入至少 15 例	5	>400 例/年，每月录入至少 15 例，5 分	200～300 例/年，每月录入至少 10 例，3 分	少于 200 例/年，每月录入少于 10 例，0 分	
2	房颤门诊出诊率	100%	5	100%，5 分	≥90%，<100%，3 分	≥80%，<90%，1 分	<80%，0 分
3	非瓣膜性房颤患者中风险、出血风险评估率	100%	10	100%，10 分	≥90%，<100%，8 分	≥80%，<90%，6 分	<80%，0 分
4	房颤患者抗凝治疗率	100%	10	100%，10 分	≥90%，<100%，8 分	≥80%，<90%，6 分	<80%，0 分
5	优先推荐 NOAC，服用华法林抗凝患者 INR 达标率	优先推荐 NOAC，且 INR≥70%	5	≥70%，5 分	≥50%，<70%，3 分	≥30%，<50%，1 分	<30%，0 分
6	抗心律失常药物使用	抗心律失常药物使用是否规范	10	使用规范 10 分	使用不规范，不得分		
7	导管消融手术开展例数	≥100 例/年	15	≥100 例，15 分	≥80 例，<100 例，12 分	≥60 例，<80 例，8 分	≥30 例，<60 例，6 分；<30 例，0 分
8	左心耳封堵开展例数	≥15 例/年	10	≥15 例，10 分	≥10 例，<15 例，8 分	≥5 例，<10 例，6 分	<5 例，0 分

续表

序号	质控指标	考核标准	分值	质控指标评分区间			
9	房颤介入手术心脏压塞发生率	<0.5%	5	<1%，5分	≥1%，<1.5%，3分	≥1.5%，<2%，1分	≥2%，0分
10	房颤介入手术相关住院死亡率	<1%	5	<1%，5分		≥1%，0分	
11	房颤患者双向转诊例数	≥30例/年	5	≥30例，5分	≥20例，<30例，3分	≥10例，<20例，1分	<10例，0分
12	数据填报量	住院患者>90%，门诊患者>70%	10	住院患者>90%，门诊患者>70%，10分	90%≥住院患者>80%，70%≥门诊患者>60%，6分	80%≥住院患者>70%，60%≥门诊患者>50%，2分	住院患者≤70%，门诊患者≤50%，0分
13	数据填报真实性	抽查数据虚报、误报<10%	5	抽查数据虚报、误报<10%，5分	抽查数据虚报、误报≥10%，不得分		
14	数据填报完整性	必填数据填报比例>90%	5	必填数据填报比例>90%，5分	必填数据填报比例≤90%，不得分		
15	数据填报可追溯性	核查时提供原始病历以供核查	5	均可溯源，5分	无法溯源，不得分		
16	1月随访率	≥80%	5	≥80%，5分	60%≤x<80%，3分	40%≤x<60%，1分	<40%，0分
17	3月随访率	≥60%	5	≥60%，5分	40%≤x<60%，3分	20%≤x<40%，1分	<20%，0分

续表

序号	质控指标	考核标准	分值	质控指标评分区间			
18	6月随访率	≥50%	5	≥50%，5分	30% ≤ x < 50%，3分	10% ≤x<30%，1分	<10%，0分
19	1年随访率	≥50%	5	≥50%，5分	30% ≤ x < 50%，3分	10% ≤x<30%，1分	<10%，0分
20	医院（本院及基层医院）培训会议	≥5次/年	5	达标，10分	不达标，不得分		
21	社区患教活动	≥3次	5	达标，10分	不达标，不得分		
22	房颤相关卒中发生率	下降	10	呈下降趋势，10分	上升趋势或无明显下降，不得分		
23	隐源性卒中植入皮下监测设备发现房颤；开展房室结消融手术+希氏束起搏器植入手术；开展房颤外科手术如迷宫手术、左心耳结扎术等	已开展其中任一项	5	满足，5分			
	总分		150				

注：第23为加分项目，满足可各加5分；

质控满分150分，质控结果分为优秀（155～135分）；良好（134～120分）；基本合格（120～90分）；不合格（89分以下）。

149

中国房颤中心质控方案及质控指标
（基层版1.0）

为高质量建设房颤中心，中国房颤中心联盟组织相关专家依据三年以来的建设经验结合建设实际，特制定《中国房颤中心质控方案及质控措施1.0》，现予以公布，供各房颤中心及房颤中心建设单位在深化房颤中心建设时参考。

一、房颤的筛查与随访、门急诊管理、数据库填写

1. 持续开展房颤筛查工作

（1）制定房颤筛查流程（如针对65岁以上、高血压、糖尿病、冠心病、心肌病、脑梗死、睡眠呼吸暂停低通气综合征等患者进行常规房颤筛查）。

（2）具有房颤筛查平台、与筛查人员。

2. 持续开展房颤随访工作

（1）建立房颤随访制度。

（2）患者出院时制定随访方案：药物治疗患者每月随访一次，手术患者根据手术类型定期随访。根据实际情况可采取门诊随访、社区上门随访、电话随访等方式。随访内容需至少包括：

①房颤发作频率；

②是否规范化抗凝治疗；

③药物/手术治疗安全性，有效性；

④是否发生房颤相关心血管事件；

⑤接受中医药治疗的患者，评估其证候变化。

（3）保证随访率（1月随访率≥80%，3月随访率≥60%，6月随访率≥50%，1年随访率≥50%）。

（4）随访资料完整。

3. 房颤门诊工作开展情况

（1）固定时间、固定诊室持续开设房颤门诊，门诊出诊率达到100%。

（2）门诊人员熟知房颤诊疗规范。

4. 房颤急诊开展情况

(1)房颤急诊实现房颤患者心电图可实时传输，与心内科会诊机制成熟。

(2)房颤患者急诊处置所涉及相关核心科室会诊转诊机制成熟(如房颤相关急性卒中患者紧急溶栓绿色通道的开设等)。

(3)所有房颤患者转诊分流去向明确。

(4)熟知房颤急诊相关诊疗规范。

5. 数据库填写

(1)数据填写量：所有进入心内科诊疗的房颤患者登记比例不低于75%，其中住院病人登记比例不低于90%。房颤电复律、房颤介入手术及外科手术患者的登记比例应达到100%，要求术后72小时内进行填报。

(2)填报数据完整、准确，可追溯。

二、房颤的分级诊疗

1. 参与分级诊疗链

(1) 分别与上级、下级房颤中心建设单位签订分级诊疗协议。

(2) 熟知分级诊疗链具体内容。

2. 熟悉房颤分级诊疗方案的核心内容

(1) 熟知所属医疗机构在分级诊疗方案中的功能定位。

(2) 熟知分级诊疗路径。

3. 明确制定房颤分级诊疗指征

4. 践行分级诊疗方案，具有分级诊疗指征的患者及时转诊，保证一定转诊率(≥30例/年)

三、房颤的诊断与治疗

1. 房颤的诊断

2. 房颤患者风险评估、基础疾病评估

3. 房颤患者的治疗

(1) 上游治疗：管理基础疾病及危险因素。

(2) 预防卒中：抗凝药物规范化使用情况。

(3) 控制心室率：药物使用情况。

(4) 节律控制：

①复律：药物复律；电复律。

②长期节律控制药物使用情况。

（5）房颤相关并发症治疗：如卒中治疗、康复治疗（是否实现多学科协作）。

（6）房颤的中医辨证论治。

四、培训与教育

1. 每月开展房颤中心工作质量改进会议

2. 院内培训

（1）科室科室人员培训：全体核心科室医护人员，内容包括房颤中心各项制度、最新房颤诊疗指南、本院房颤患者救治流程等，每年进行一次。

（2）全员培训：院内全体成员，内容包括房颤中心相关制度、院内房颤患者诊治流程，每年进行一次。

3. 基层医疗机构培训

至少 5 家以上的本地区其他基层医疗机构开展培训，内容包括房颤中心建设的基本概念、房颤的综合救治流程、分级诊疗方案。每年开展至少一次。

4. 患者教育、公众教育

（1）患者教育，内容包括：

①提高患者的依从性和自我管理能力；

②了解房颤的基础知识、血栓风险、抗凝出血风险、如何监测心率/心律和症状自我评估；保持健康生活方式，及时按照随访安排定期随访等；

③对有并发症并致功能减弱或障碍者，应予康复管理，包括制定康复方案，康复教育及针对性康复训练；

④了解房颤中医药防治的基本知识。

（2）公众教育：在至少 5 个以上社区开展培训，内容包括：

①通过定期举办讲座或健康咨询活动，为社区人群提供有关房颤症状、体征、治疗、并发症的防治的培训；

②向社区发放有关房颤症状、体征、治疗、并发症的防治的科普性书面材料；

③房颤中心向社区提供健康体检、义诊等房颤筛查服务；

④通过各类媒体、网络、社区宣传栏等途径提供房颤常识的教育；

⑤向社区提供房颤抗凝的培训指导。

附 1　房颤中心质控指标明细（基层版）

附 1 房颤中心质控指标明细（基层版）

序号	质控指标	考核标准	分值	质控指标评分区间		
1	房颤筛查例数	>400 例/年，每月录入至少 15 例	5	>400 例/年，每月录入至少 15 例，5 分	200～400 例/年，每月录入至少 10 例，3 分	少于 200 例/年，每月录入少于 10 例，0 分
2	房颤门诊出诊率	100%	5	100%，5 分	≥90%，<100%，3 分	≥80%，<90%，1 分	<80%，0 分
3	非瓣膜性房颤患者卒中风险、出血风险评估率	100%	10	100%，10 分	≥90%，<100%，8 分	≥80%，<90%，6 分	<80%，0 分
4	房颤患者抗凝治疗率	100%	10	100%，10 分	≥90%，<100%，8 分	≥80%，<90%，6 分	<80%，0 分
5	优先推荐 NOAC，服用华法林抗凝患者 INR 达标率	优先推荐 NOAC，且 INR≥70%	5	≥70%，5 分	≥50%，<70%，3 分	≥30%，<50%，1 分	<30%，0 分
6	抗心律失常药物使用	抗心律失常药物使用是否规范	10	使用规范 10 分	使用不规范，不得分		
7	房颤患者双向转诊例数	≥30 例/年	10	≥30 例，10 分	≥20 例，<30 例，6 分	≥10 例，<20 例，2 分	<10 例，0 分
8	数据填报量	住院患者>90%，门诊患者>70%	10	住院患者 >90%，门诊患者 >70%，10 分	90%≥住院患者 >80%，70%≥门诊患者>60%，6 分	80%≥住院患者 >70%，60%≥门诊患者>50%，2 分	住院患者≤70%，门诊患者≤50%，0 分

续表

序号	质控指标	考核标准	分值	质控指标评分区间		
9	数据填报真实性	抽查数据虚报、误报<10%	5	抽查数据虚报、误报<10%，5分	抽查数据虚报、误报≥10%，不得分	
10	数据填报完整性	必填数据填报比例>90%	5	必填数据填报比例>90%，5分	必填数据填报比例≤90%，不得分	
11	数据填报可追溯性	核查时提供原始病历以供核查	5	均可溯源，5分	无法溯源，不得分	
12	1月随访率	≥80%	10	≥80%，10分	60%≤x<80%，6分	40%≤x<60%，2分	<40%，0分
13	3月随访率	≥60%	10	≥60%，10分	40%≤x<60%，6分	20%≤x<40%，2分	<20%，0分
14	6月随访率	≥50%	10	≥50%，10分	30%≤x<50%，6分	10%≤x<30%，2分	<10%，0分
15	1年随访率	≥50%	10	≥50%，10分	30%≤x<50%，6分	10%≤x<30%，2分	<10%，0分
16	本院及下级医疗机构培训会议	≥5次	10	达标，10分	不达标，不得分	
17	社区患教活动	≥5次	10	达标，10分	不达标，不得分	
18	房颤相关卒中发生率	下降	10	呈下降趋势，10分	上升趋势或无明显下降，不得分	
	总分		150			

注：质控满分150分，质控结果分为优秀（150~135分）；良好（134~120分）；基本合格（120~90分）；不合格（89分以下）。